einfach fit

Birgit Kaltenthaler

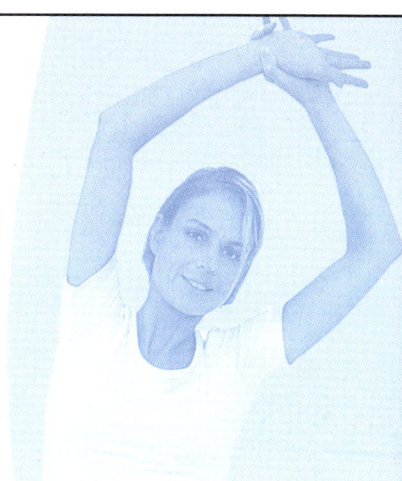

20 Jahre 40 bleiben
Das Kalzium-
Aufbau-Programm

- *Die Knochen gezielt stärken*
- *Osteoporose vorbeugen*

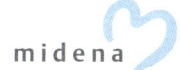

midena

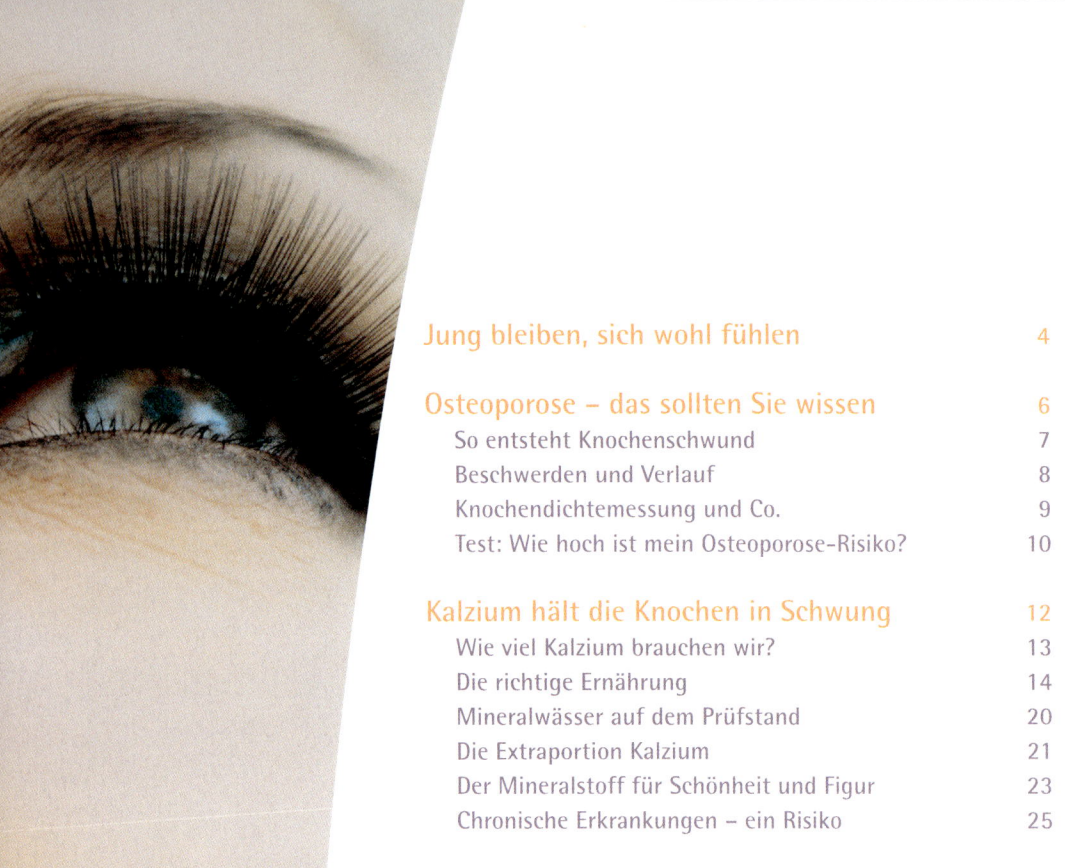

Inhaltsverzeichnis

Jung bleiben, sich wohl fühlen

Wenn eine Frau vierzig wird, dann würde sie am liebsten die Zeituhr zum Stillstand bringen. Mit den ersten Fältchen tauchen unweigerlich Gedanken ans Älterwerden auf. Und viele fragen sich: Bin ich überhaupt noch attraktiv? Bin ich noch begehrenswert für (m)einen Mann? Werde ich weiterhin fit und aktiv sein können?

Wichtig ist jedenfalls, dass Sie sich – auch wenn die Wechseljahre vor der Tür stehen – in Ihrer Haut wohl fühlen. Sie selbst haben es in der Hand, ob Sie in der zweiten Lebenshälfte immer noch körperlich, geistig und seelisch in Topform sind. Allerdings – von nichts kommt nichts! Sie müssen schon ein wenig dafür tun…

Ausgewogene Kost

Eine knochenfreundliche Ernährung ist die Grundvoraussetzung für Fitness im Alter. Wenn Sie bis jetzt nicht darauf geachtet haben, dann fangen Sie am besten noch heute damit an!

Die Art und Weise, wie Sie sich ernähren, ist ein Ausdruck Ihrer geistig-seelischen Grundhaltung. Gehen Sie stets liebevoll mit Ihrem Körper um und versorgen Sie ihn nur mit bester Nahrung. Wenn Sie sich schon in Ihrer Jugend ausgewogen, vitamin- und kalziumreich ernährt haben, umso besser. Damit haben Sie eine stabile Basis geschaffen, von der Sie in schwierigen Zeiten bestimmt profitieren können.

Werden die Knochen mit den Jahren nämlich auf ganz natürliche Weise ein wenig leichter und filigraner, so brechen Sie dann nicht gleich zusammen. Im Gegenteil, dank guter Vorsorge können Sie sich sogar bis ins hohe Alter auf Ihr Skelett als zuverlässige Stütze verlassen.

Das innere Gleichgewicht finden

Jung bleiben, innerlich stark sein und sich wohl fühlen heißt auch, Stress-Situationen gelassen hinnehmen zu können. Dazu brauchen Sie ein gutes Nervenkostüm, das immer wieder seine Auszeit bekommen muss, um zu regenerieren. Gönnen Sie sich daher regelmäßig Pausen. Nehmen Sie sich beispielsweise jeden Tag genügend Zeit zum Essen. Anregungen erhalten Sie im Rezeptteil dieses Buches (siehe Seite 42 ff.).

Nutzen Sie außerdem am Wochenende ein paar Stunden ganz für sich zum Ausspannen und Verwöhnen. Nehmen Sie zum Beispiel ein beruhigendes Bad mit Ihrem Lieblings-Duftöl und erlauben Sie sich dann eine ausführliche Körperpflege, für die Sie während der Woche keine Zeit haben. Wichtig ist, dass Sie sich zwischendurch immer wieder einmal einen solchen kleinen (oder auch größeren), erholsamen »Wohlfühl-Urlaub« genehmigen.

Sie können auch gleich einmal das Abschalten üben, indem Sie die folgende kurze entspannende Atemübung machen:

- Setzen Sie sich mit geradem Rücken auf einen Stuhl und legen Sie beide Hände auf den Bauch.
- Atmen Sie langsam ein, indem Sie den unteren Teil der Lunge füllen. Der Bauch wölbt sich dabei nach oben.
- Atmen Sie langsam aus. Der Bauch sinkt zurück. Lassen Sie dabei alles Belastende in den Boden abfließen.
- Wiederholen Sie diesen Atemvorgang mehrmals ganz bewusst.

Sie haben es selbst in der Hand, körperlich und geistig in Topform zu bleiben.

Knochenstarke Tipps

Das Zauberwort für junge, leistungsfähige Knochen heißt »Kalzium«, aber mit dem Essen von Milchprodukten und Kalziumpräparaten allein ist es nicht getan. Es gibt noch viel mehr, was Sie auf dem Weg zu dauerhafter Knochengesundheit wissen sollten: zum Beispiel, dass regelmäßige Bewegung Ihren Stützapparat in Schwung hält oder dass Sonne das ideale Futter für Ihre Knochen ist. Hätten Sie das gedacht: Kalzium kann sogar Fett verbrennen! Auf den folgenden Seiten lernen Sie viele weitere interessante Tipps und Tricks kennen.

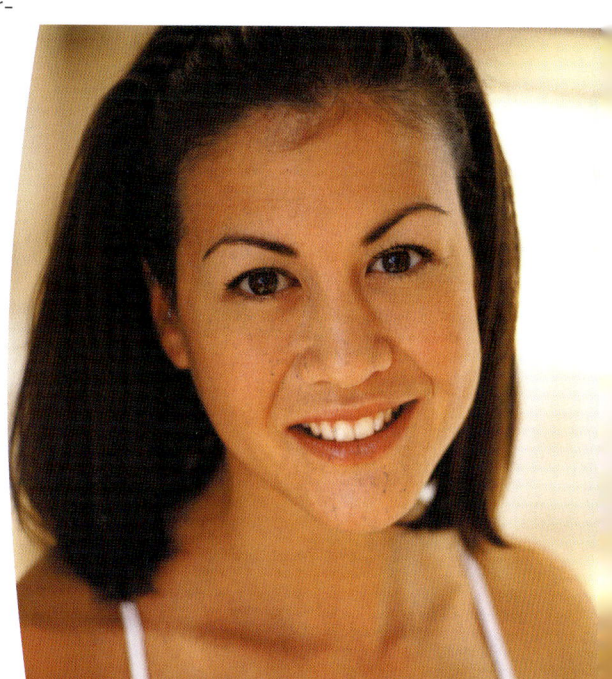

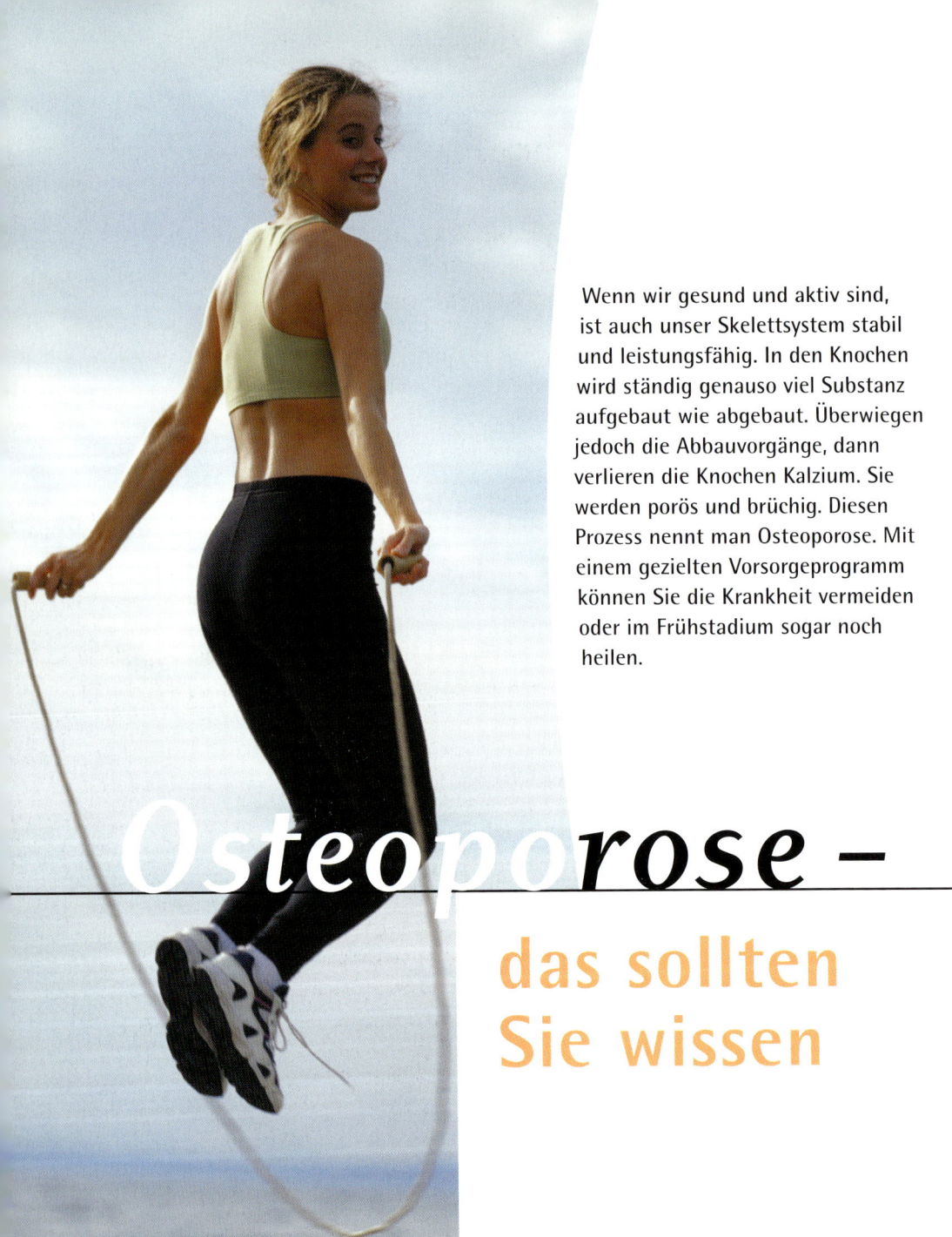

Wenn wir gesund und aktiv sind, ist auch unser Skelettsystem stabil und leistungsfähig. In den Knochen wird ständig genauso viel Substanz aufgebaut wie abgebaut. Überwiegen jedoch die Abbauvorgänge, dann verlieren die Knochen Kalzium. Sie werden porös und brüchig. Diesen Prozess nennt man Osteoporose. Mit einem gezielten Vorsorgeprogramm können Sie die Krankheit vermeiden oder im Frühstadium sogar noch heilen.

Osteoporose – das sollten Sie wissen

So entsteht Knochenschwund

Das menschliche Skelett ist aus über 200 unterschiedlichen Knochen zusammengesetzt. Im Zusammenspiel mit den Muskeln ermöglicht es uns die Bewegungen und gibt uns Halt. Zudem dient es als Schutz für die inneren Organe. Das Skelett wiegt nur etwa sieben Kilogramm – obwohl im Knochen jede Menge Mineralien eingelagert sind.

Faktoren, die zu Osteoporose führen

- Ungünstige Knochenstruktur
- Niedrige Knochendichte
- Hormonelles Ungleichgewicht
- Genetische Veranlagung
- Schlechte Ernährung, ungünstige Lebensweise (z. B. Alkohol, Nikotin)
- Bewegungsmangel
- Körperliche und seelische Belastung
- Langfristige Medikamenteneinnahme (z. B. Heparin, Kortison)

Vorbeugung beginnt in der Kindheit

Schon in frühester Jugend besteht die Grundlage für den Aufbau eines stabilen Skeletts in einer kalzium-, vitamin- und mineralstoffreichen Kost mit hohem basischem Anteil (siehe Seite 19) und viel Bewegung. Je besser die Knochenmasse während der Zeit des Wachstums angelegt wird, desto leistungsfähiger kommen wir durchs Alter.

Nach den Wechseljahren verlieren Frauen mit dem Absinken des Östrogenspiegels weiterhin Knochenmasse. Allerdings ist es selbst dann noch nicht zu spät, mit einem sinnvollen Knochen-Aufbauprogramm zu beginnen. Die Osteoporose gehört zum Prozess des Älterwerdens. Wir werfen mit den Jahren automatisch Ballast ab, aber es muss nicht zum Ausbruch der Krankheit kommen. Jeder trägt selbst die Verantwortung, etwas dagegen zu tun. Fangen Sie am besten gleich damit an!

Ganz entscheidend ist vor allem bei Mädchen die Zeit der Pubertät bis zum 30. Lebensjahr. In dieser wichtigen Aufbauphase sind Ess-Störungen (siehe Seite 25) eine große Gefahr für die spätere Knochengesundheit.

Beschwerden und Verlauf

Die Krankheit entsteht schleichend über viele Jahre hinweg. Man bemerkt sie zunächst überhaupt nicht, bis ganz plötzlich Knochenbrüche und womöglich noch Wirbeleinbrüche auftreten. Schwere Schmerzen und Deformierungen des Skeletts sind die Folge.

Oft kommen zur allgemeinen Unbeweglichkeit auch noch Depressionen und Mutlosigkeit hinzu. Diesen Teufelskreis zu durchbrechen ist meistens sehr schwer.

Es gibt mehrere Osteoporoseformen: Bei der sekundären Osteoporose ist eine bestimmte Grundkrankheit die Ursache. Die Typ-I-Osteoporose betrifft Frauen, bei denen sich die Krankheitszeichen etwa 10 Jahre nach der letzten Menstruation bemerkbar machen. Die Typ-II-Osteoporose (senile Osteoporose) tritt erst nach dem 70. Lebensjahr auf. Frauen sind doppelt so häufig davon betroffen wie Männer.

Sportarten mit einem hohen Sturzrisiko wie zum Beispiel Skifahren sollten von Osteoporose-Kranken auf keinen Fall ausgeübt werden.

Erhöhte Sturzgefahr

Wer gut trainiert ist, kann Stürze besser abfangen als ein Untrainierter. Bei Osteoporose-Kranken stellen der allgemeine Elastizitäts- und Kraftverlust und das eingeschränkte Koordinationsvermögen ein sehr großes Risiko dar, hinzufallen und sich die Knochen zu brechen.

Die Folgen von Knochenschwund

In erster Linie sind hier die Frakturen zu nennen. Auch die dauernde Belastung der Wirbelsäule macht sich bemerkbar. Sehr unschön ist der so genannte »Witwenbuckel«, ein Ausdruck chronischer Brustbeinbelastungshaltung mit Vorverlagerung der Schultergelenke. Eine verstärkte Rundrückenbildung der Wirbelsäule als Folge von Osteoporose führt zur Überbelastung der Halswirbelsäule. Alle Verrichtungen im Alltag erfordern dann einen veränderten Einstellungswinkel der Augen, der Kopf wird automatisch in der Halswirbelsäule überstreckt. Die betroffene Person nimmt sogar an Größe ab.

Knochendichtemessung und Co.

Die frühe Diagnose entscheidet über den Erfolg einer Osteoporose-Behandlung. Eine Knochendichtemessung kann die Krankheit noch vor dem Auftreten von Brüchen entlarven. Durch wiederholte Kontrollmessungen kann der Knochenverlust bestimmt werden. Sie helfen bei der Entscheidung, ob therapeutische Maßnahmen nötig sind, und überprüfen die Wirksamkeit einer Behandlung.

Osteoporose-Tests

DEXA-Methode: Die populärste und genaueste Messung in der Röntgendiagnostik. Sie ist kostengünstig, für den Patienten ohne Belastung und für die jährlichen Kontrollen gut geeignet.

Quantitative Computertomographie (QCT): Sie dauert rund 20 Minuten. Die Strahlenbelastung ist höher, für häufige Kontrollen ist die Methode daher nicht ideal. Das Messergebnis muss kritisch betrachtet werden.

Ultraschall: Die Genauigkeit wird noch erforscht. Gemessen werden vor allem die Ferse und die Finger. In der Praxis wird diese Methode nur selten angewandt. Sie ist nicht über die Kasse abzurechnen.

Blut- und Urinanalyse: Zeigen den Knochenschwund und die Risiken für die Zukunft auf. Gut geeignet zur Erstellung eines Ernährungsplans.

Die Krankenkassen bezahlen die Knochendichtemessung erst, wenn bereits ein Knochenbruch ohne Trauma (z. B. Sturz) vorliegt oder bei Verdacht auf Osteoporose. Wer vorher wissen will, wie es um seine Knochen steht, muss 60 bis 70 DM (DEXA-Test) selbst berappen.

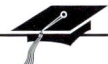 Expertentipp

Der Selbsttest

■ Haben Sie eine sehr faltige Gesichtshaut? Sie spiegelt die Knochen wider. Lassen Sie in diesem Fall Ihre Knochendichte messen.

■ Ihre Körpergröße entspricht ungefähr dem Abstand von Fingerspitze zu Fingerspitze bei ausgebreiteten Armen. Nimmt Ihre Größe im Verhältnis zur Armspannweite ab, besteht Knochenschwund-Gefahr!

Test: Wie hoch ist mein Osteoporose-Risiko?

Wollen Sie herausfinden, ob Sie gefährdet sind, an der gefürchteten Knochenverkalkung zu erkranken? Dann sollten Sie den folgenden Test machen. Beantworten Sie die 13 Fragen und zählen Sie alle »Ja-Kreuze« zusammen. Die Auswertung gibt Ihnen Aufschluss über Ihr persönliches Osteoporose-Risiko.

Risiko-Check

1. Gibt es in Ihrer Familie mehrere Fälle von Osteoporose?　　Ja ❏　　Nein ❏

2. Sind Sie sehr schlank bzw. untergewichtig?　　Ja ❏　　Nein ❏

3. Kam Ihre erste Periode erst nach dem 16. Lebensjahr und/oder die Menopause schon vor 40 ?　　Ja ❏　　Nein ❏

4. Rauchen Sie regelmäßig?　　Ja ❏　　Nein ❏

5. Konsumieren Sie viel Alkohol und koffeinhaltige Getränke?　　Ja ❏　　Nein ❏

6. Essen Sie wenig Milchprodukte?　　Ja ❏　　Nein ❏

7. Machen Sie oft Diätkuren?　　Ja ❏　　Nein ❏

8. Haben Sie häufig Knochenbrüche oder chronische Rückenschmerzen?　　Ja ❏　　Nein ❏

9. Leiden Sie unter einer chronischen Darmerkrankung mit Durchfällen?　　Ja ❏　　Nein ❏

10. Haben Sie Diabetes oder nehmen Sie
    schon länger Kortisonpräparate?   Ja ❏   Nein ❏

11. Sind bei Ihnen Eierstöcke und/oder
    Gebärmutter entfernt worden?   Ja ❏   Nein ❏

12. Wurde bei Ihnen eine Überfunktion der
    Schilddrüse festgestellt?   Ja ❏   Nein ❏

13. Treiben Sie nur selten Sport?   Ja ❏   Nein ❏

Auswertung

Keine Frage mit »Ja« beantwortet:

Hervorragend! Sie haben die besten Voraussetzungen, um von Osteoporose verschont zu werden. Ernähren Sie sich aber dennoch weiterhin »knochenfreundlich«, damit es auch so bleibt (siehe hierzu Rezeptteil auf Seite 42 ff.).

1 bis 3 Fragen mit »Ja« beantwortet:

Sie gehören schon zur Risikogruppe. Tun Sie etwas zur Vorbeugung! Beachten Sie die Ernährungsregeln, sorgen Sie für viel Bewegung an frischer Luft und eine möglichst stressfreie Lebensweise.

4 oder mehr Fragen mit »Ja« beantwortet:

Sie sind ziemlich gefährdet, an Osteoporose zu erkranken. Doch seien Sie deswegen nicht beunruhigt. Sie haben gute Möglichkeiten, das Ausbrechen der Krankheit zu verhindern. Auch bei bereits bestehender Osteoporose kann die heutige Medizin helfen. Es gibt wirksame Präparate, die dem Abbau der Knochenmasse entgegenwirken. Wichtig ist, dass Sie mit einer eventuell notwendigen Behandlung frühzeitig beginnen. Suchen Sie einen Arzt oder einen Therapeuten auf, dem Sie vertrauen können!

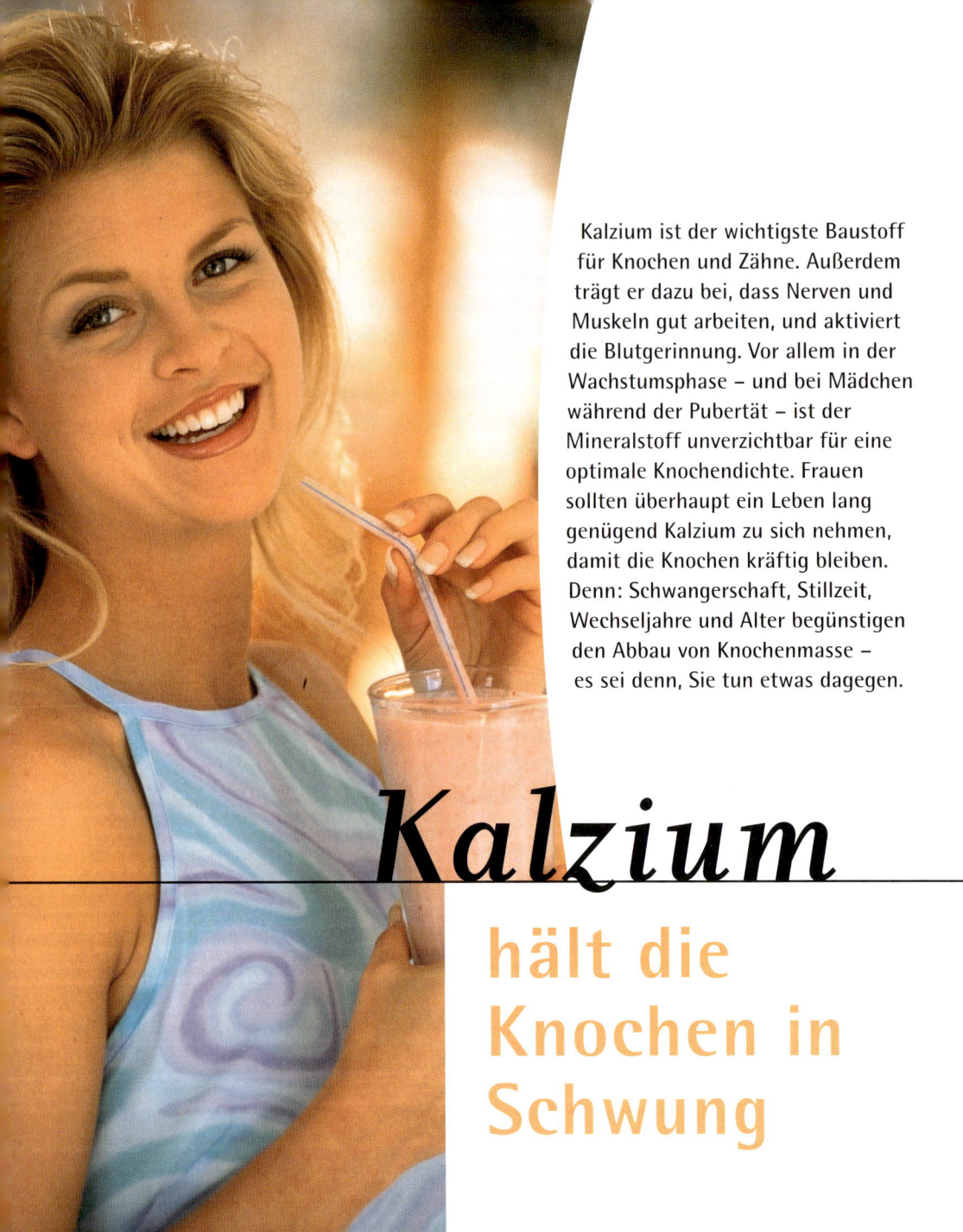

Kalzium ist der wichtigste Baustoff für Knochen und Zähne. Außerdem trägt er dazu bei, dass Nerven und Muskeln gut arbeiten, und aktiviert die Blutgerinnung. Vor allem in der Wachstumsphase – und bei Mädchen während der Pubertät – ist der Mineralstoff unverzichtbar für eine optimale Knochendichte. Frauen sollten überhaupt ein Leben lang genügend Kalzium zu sich nehmen, damit die Knochen kräftig bleiben. Denn: Schwangerschaft, Stillzeit, Wechseljahre und Alter begünstigen den Abbau von Knochenmasse – es sei denn, Sie tun etwas dagegen.

Kalzium
hält die Knochen in Schwung

Wie viel Kalzium brauchen wir?

Mit etwa 1 Kilogramm stellt Kalzium die größte Mineralstoffmenge in unserem Körper dar. 99 Prozent davon sind in Knochen und Zähnen gespeichert. Es befindet sich in jeder Zelle, wirkt auf viele Stoffwechselvorgänge ein und aktiviert die Blutgerinnung. Kalzium ist an der Kontraktion der Muskeln und der Erregung von Nerven beteiligt. Sein Ein- und Abbau ist durch Hormone der Nebenschilddrüse geregelt. Sinkt der Kalziumspiegel im Blut, so wird das Kalzium aus den Knochen herangenommen.

Der Kalziumbedarf ist nicht bei allen Menschen gleich. Er hängt von den Lebensumständen ab: Alter, Geschlecht, Lebensführung und Konstitution spielen dabei eine Rolle.

Unser täglicher Kalziumbedarf*

Alter	Kalziumzufuhr (in mg)
Kinder (1 bis 4 Jahre)	600
Kinder (4 bis 7 Jahre)	700
Kinder (7 bis 10 Jahre)	900
Jugendliche (10 bis 13 Jahre)	1100
Jugendliche (13 bis 15 Jahre)	1200
Jugendliche (15 bis 19 Jahre)	1200
Erwachsene (19 bis 65 Jahre)	1000
Schwangere und Stillende	1000

* empfohlen von der Deutschen Gesellschaft für Ernährung (DGE)

So erkennen Sie Kalziummangel

Es gibt einige Anzeichen, die für Kalziummangel sprechen. Dazu gehören starker Bewegungsdrang und allgemeine Überreiztheit sowie willkürliches Zucken der Augenlider, Mundwinkel oder Nasenflügel. Auch Krämpfe, hoher Blutdruck, Sonnenallergien, brüchige Fingernägel und verstärkter Haarausfall weisen auf ein Defizit an diesem Mineralstoff hin – und als Langzeit-Mangelerscheinung: Osteoporose.

Die richtige Ernährung

Eine knochengesunde Ernährung ist der wichtigste Stützpfeiler bei der Osteoporose-Vorbeugung – und auch der einfachste. Damit Ihre Knochen ein Leben lang stark und belastbar bleiben, sollten Sie unter anderen auf diese Stoffe in Ihrer Nahrung besonders achten:

- Kalzium (Ca)
- Phosphor (P)
- Milchzucker (Laktose)
- Milchsäure (Laktat)
- Fruchtsäure
- Eiweiß (Protein)

Fettarme Milchprodukte liefern viel Kalzium

Das Kalzium aus Milch und Milchprodukten wird besonders gut aufgenommen. Essen Sie möglichst fettarme Produkte, damit Sie schlank bleiben, was Ihrem Skelettsystem letztendlich zugute kommt (siehe Seite 30). Fettreiche Milchprodukte wie beispielsweise Sahne oder Crème fraîche liefern ohnehin weniger Kalzium als magere. Wenn Sie Milchprodukte nicht vertragen, ist das zwar lästig, aber gar nicht so schlimm (siehe Seite 36 bis 41).

Gute Kalziumquellen sind Vollkornprodukte, Nüsse, Mandeln und Gemüse. Bevorzugen Sie dunkle Vollkornbrote und leichte Knäckebrote. Ganz wichtig sind auch frisches Gemüse und Kräuter; zu den kalziumreichsten zählen: Brokkoli, Bohnen, Fenchel, Grünkohl, Lauch, Sellerie, Kohlrabi, Meerrettich, Kresse, Thymian, Salbei, Basilikum und Kerbel.

Haselnüsse als Snack für zwischendurch bringen eine Extraportion Kalzium.

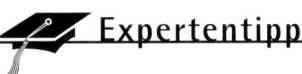

Expertentipp

Kalzium hemmt die Eisenaufnahme

Achten Sie darauf, Milch und laktosehaltigen Käse nur selten zusammen mit Fleisch zu essen! Der Grund: Die Eisenaufnahme sinkt dabei um rund die Hälfte.

Die Top Ten der Kalziumlieferanten

100 g Nahrungsmittel	Kalzium (in mg)	Rezept Seite
Samen: Mohnsamen	1460	
Kräuter: Thymian	630	
Käse: Parmesan	1290	52, 57
Hülsenfrüchte: Tofu (Sojaquark)	510	51, 53
Nüsse: Mandeln (ohne Schale)	250	55, 64, 67
Getreide: Amarant	214	53, 54, 60
Salat: Löwenzahnblätter	155	49
Milchprodukte: Joghurt (entrahmt)	140	48, 49, 54, 58, 61, 62, 65, 67
Trockenfrüchte: Aprikosen	82	62, 67
Obst: Orangen	42	63, 64, 65

Ein Salat aus frischen Löwenzahnblättern bringt reichlich Power für Ihre Knochen (Rezept siehe Seite 49).

Phosphat – nicht zu viel und nicht zu wenig

Ebenso wie Kalzium ist auch dieser Mineralstoff unverzichtbar für gesunde Knochen und gesunde Zähne. Seine Aufgabe ist es, Energie aus den Hauptnährstoffen zu produzieren und zu übertragen. Diese Energie brauchen wir für all unser Tun. Nahezu jedes Lebensmittel enthält Phosphat. Daher ist ein Mangel nur bei extremen Diäten, Nierenerkrankungen, einer Vitamin-D-Unterversorgung oder einer Überfunktion der Nebenschilddrüse möglich. Erschöpfungszustände und Probleme mit Zähnen und Knochen sind Anzeichen dafür.

Eine sehr hohe Phosphatzufuhr (mehr als vier Gramm am Tag) stört die Kalziumaufnahme. Das Kalzium-Phosphat-Verhältnis sollte bei 1:1 oder 1:2 liegen. Die optimale Phosphataufnahme erreichen Sie durch eine eiweißreiche Kost mit Milchprodukten, Fleisch (wenig!) und Fisch. Gleichzeitig bekommt Ihr Körper dadurch Kalzium und Vitamin D. Gepökelte Lebensmittel sollten Sie vermeiden, denn sie enthalten zu viel Phosphat.

Milchzucker fördert die Kalziumaufnahme

Manche Menschen vertragen ihn nicht, aber gerade er sorgt dafür, dass das Kalzium aus dem Darm besonders gut aufgenommen wird: der Milchzucker. Er ist ein Kohlenhydrat und nur in der Milch und ihren Produkten zu finden. Gesäuerte Milchprodukte enthalten weniger Laktose als Milch, Molke und Frischkäse (z. B. Quark, Schichtkäse, Hüttenkäse). Gereifte Käsesorten wie Hartkäse und Schnittkäse sind milchzuckerfrei.

Wenn Sie Milchzucker oder Milcheiweiß nicht vertragen, gibt es noch andere Möglichkeiten, um sich knochenfreundlich zu ernähren (siehe Seite 36 ff.).

Gesunde Milchsäure in Joghurt und Co.

Laktat, ein Spaltprodukt des Milchzuckers, fördert ebenfalls die Kalziumaufnahme. Es wird im Darm gebildet und ist außerdem in gesäuerten Milchprodukten enthalten. Diese liefern Kalzium und aktive Milchsäurebakterien, die die Darmflora unterstützen. Ein gesunder Darm wiederum ist gleichsam verantwortlich für ein gut funktionierendes Immunsystem. Daher sollten Sie Ihren Speisezettel durch gesäuerte Milchprodukte wie Buttermilch, Joghurt, Kefir, Sauermilch und Dickmilch bereichern. Auch milchsauer vergorene Lebensmittel enthalten Laktat: zum Beispiel Sauerkraut, Salzgurken und Brottrunk, der allerdings Geschmacksache ist!

Das liefert Ihnen rund 1000 Milligramm Kalzium

- 1/2 l Milch + 2 Scheiben Gouda (60 g)
- 1 Glas Magermilch (200 ml) + 1 Joghurt + 100 g Magerquark + 40 g Parmesankäse.
- 1 großes Glas Buttermilch (250 g) + 2 Scheiben Tilsiter (60 g) + 2 Scheiben Vollkornbrot (100 g) + 200 g Brokkoli

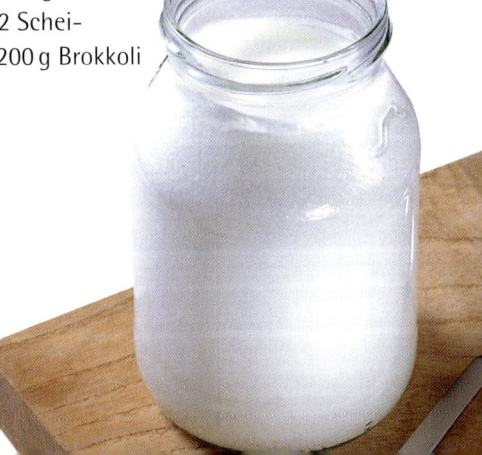

Fruchtsäfte erhöhen die Kalziumaufnahme

Auch Frucht- und Zitronensäure fördern die Aufnahme (Resorption) von Kalzium im Darm. Trinken Sie hin und wieder einen erfrischenden Saft. Wenn er obendrein noch mit Kalzium angereichert ist, dann stärkt er Ihre Knochen zusätzlich (siehe Rezepte Seite 61 bis 64). Milchprodukte, zusammen mit Zitrusfrüchten gegessen, fördern ebenfalls die Kalziumverwertung. Im Rezeptteil gibt es einige Vorschläge dazu.

Vorsicht vor Kalziumräubern!

Eiweiß: Unsere Knochen brauchen auch Proteine – aber in der richtigen Menge und Qualität! Wer übermäßig viel Eiweiß (vor allem aus Fleisch) verzehrt, scheidet vermehrt Kalzium mit dem Urin aus. Kommt dazu noch eine zu niedrige Kalziumzufuhr, wird der Mineralstoff aus den Knochen mobilisiert. Das führt auf Dauer zu Knochenabbau.

Zucker: Jeder weiß, dass dieser Stoff zwar Gaumenfreuden, aber leider keine Nährstoffe bringt. Schlimmer noch: Wer viel Zucker isst, muss langfristig gesehen mit weit verbreiteten Zivilisationskrankheiten wie Diabetes, Herzinfarkt, Arthritis und/oder Osteoporose rechnen. Ein bisschen naschen darf jeder, wenn er sich ansonsten ausgewogen ernährt. Ein Zuviel an Süßem jedoch behindert die Kalziumaufnahme im Darm und regt die Säureproduktion im Magen an, was wiederum die Knochen schädigt. Auch Zuckeraustauschstoffe sind nicht optimal.

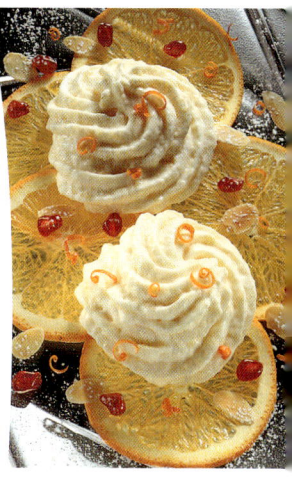

Quark – mit Orangen gegessen – erleichtert die Verwertung von Kalzium.

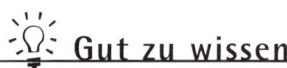

Gut zu wissen

Vegetarier brauchen weniger Kalzium

Menschen, die sehr wenig tierisches Eiweiß essen, brauchen täglich etwa 500 mg Kalzium. Sie können es weitaus besser aufnehmen als Fleischesser. Eskimos dagegen, die viele tierische Proteine und wenig kalziumreiche Nahrungsmittel konsumieren, haben größere Probleme mit ihrer Knochengesundheit als Europäer.

Phytin und Oxalsäure: Manche Getreidesorten und auch Kleie sind reich an Phytin. Ihren Knochen zuliebe sollten Sie daher nicht übermäßig viel Hafer, Mais und rohen Frischkornbrei essen, aber ein paar Haferflocken und Cornflakes im Müsli schaden nichts.

Eine gewisse Menge an Oxalsäure ist in Spinat, Mangold, Portulak, Roter Bete, Rhabarber, Sauerampfer, Kakao und Schokolade enthalten. Diese Säure bindet Kalzium, das dann mit dem Stuhl ausgeschieden wird. Schränken Sie die erwähnten Nahrungsmittel entsprechend ein.

Der tägliche Bedarf an Natrium liegt bei 500 mg, an Kochsalz (Natriumchlorid) bei 1–1,5 g, das entspricht etwa einer Messerspitze.

Salz: Patienten mit Bluthochdruck sollten möglichst wenig Salz (Kochsalz = Natriumchlorid) essen; dasselbe gilt für die Vorbeugung gegen Osteoporose. Das schmackhafte Würzmittel fördert die Ausscheidung von Kalzium über den Urin.

Fett: Gehen Sie sparsam mit Fetten um. Verwenden Sie Margarine statt Butter und essen Sie mageres Fleisch. Abgesehen von den unnötigen Kalorien bewirkt hoher Fettkonsum, dass dem Körper Kalzium und Magnesium verloren gehen. Den Beweis für eine gute Knochengesundheit bei fettreduzierter Kost liefern die Bewohner des fernen Ostens.

Genussmittel schädigen die Knochen

Auch schwarzer Tee enthält die knochenschädigende Oxalsäure. Das Koffein in Kaffee und Cola wirkt harntreibend. Mit der erhöhten Urinmenge werden vermehrt Kalzium und Magnesium ausgeschieden. Trinken Sie deshalb Kaffee, Cola und Tee nur in Maßen!

Wer regelmäßig Alkohol zu sich nimmt, bringt bekanntlich seine Leber in Gefahr. Außerdem fördert das berauschende Getränk die Kalziumausscheidung über die Niere. Vor allem Jugendliche, deren Knochen sich noch in der Aufbauphase befinden, und Frauen sollten sich mit alkoholischen Getränken zurückhalten.

Stellen Sie das Rauchen ein! Nikotin senkt bei Frauen den Östrogenspiegel. Dadurch wird weniger Kalzium in die Knochen eingelagert. Die Folge: Das Risiko für Osteoporose nimmt zu.

Gesunde Knochen durch Entsäuerung

Werden Sie im Alltag oft sauer, sind Sie manchmal gereizt, fühlen Sie sich erschöpft? Eine Übersäuerung kann eventuell die Ursache sein.

Viele Menschen ernähren sich hauptsächlich von »Säurebildnern« wie Fleisch und Wurst, Weißmehlprodukten, Süßigkeiten, Kaffee und Cola. Sie lassen den Organismus im wahrsten Sinne des Wortes »sauer« reagieren. Wenn womöglich noch Stress und Überlastung hinzukommen, ist das Säure-Basen-Gleichgewicht schnell gestört. Fett- und Bindegewebe müssen sozusagen als »Mülleimer« für die Schlacken herhalten.

Wird dieser säurelastige Lebenswandel über längere Zeit fortgeführt, dann holt sich der Körper Kalzium aus den Knochen und Gefäßwänden, um diese Säuren wieder zu neutralisieren. Das bedeutet langfristig, die Gefahr für Osteoporose und andere Krankheiten steigt an. Den Beginn einer Übersäuerung (Azidose) bemerken Sie eventuell durch Kopfschmerzen, Hautunreinheiten, Zellulitis, Pilze, Verstopfung oder Haarausfall. Auch das unliebsame PMS (Prämenstruelles Syndrom) kann mitunter Übersäuerung als Ursache haben.

Übersäuerung kann eine Vielzahl unterschiedlicher Beschwerden auslösen.

Essen Sie basenreich

Durch bestimmte Nahrungsmittel führen Sie dem Körper neben wertvollen Vitaminen auch neutralisierende Basen zu. Diese sollten auf Ihrem Speiseplan überwiegen. Basenlieferanten sind beispielsweise:

- Gemüse, Salate und Sprossen
- Milchprodukte (außer Hartkäse, der jedoch kalziumreich ist)
- Mandeln und Paranüsse
- Pflanzliche Nahrungsmittel-Konzentrate (z. B. Weizengras)
- Kräutertees und Mineralwasser ohne Kohlensäure

Unter den frischen Früchten ist die Banane als einzige basisch, außerdem noch Dörrfrüchte wie Sultaninen und Pflaumen.

Bauen Sie Stress ab

Wichtig für die erfolgreiche Entsäuerung sind neben der basenüberschüssigen Nahrung auch tief gehende Bindegewebsmassagen. Techniken zur Tiefenentspannung (z. B. Yoga, Autogenes Training) sind zusätzlich für den Stressabbau und ein säurefreies Leben gut.

Mineralwässer auf dem Prüfstand

Unser Körper muss jeden Tag mit mindestens 1,5 l Flüssigkeit versorgt werden. Bei sportlicher Betätigung sollten es zwei Liter oder möglichst noch mehr sein. Am besten trinken Sie viel Mineralwasser mit hohem Kalziumgehalt und zwischendurch Säfte, denen Kalzium zugesetzt ist. Damit decken Sie schon einen beachtlichen Teil Ihres täglichen Mineralstoffbedarfs.

Mineral- und Heilwässer sind sehr unterschiedlich zusammengesetzt. Wählen Sie immer verschiedene Sorten, um den Mineralstoffhaushalt im Gleichgewicht zu halten. Jeweils zwei dieser Kriterien sollte Ihr Trinkwasser erfüllen:

- mehr als 150 mg Kalzium pro Liter
- mehr als 100 mg Magnesium pro Liter
- weniger als 50 mg Natrium pro Liter

Mineralwasser	Kalzium (mg/l)	Magnesium (mg/l)	Natrium (mg/l)
Contrex (ohne Kohlensäure)	486	84	9,1
Ensinger Schiller Quelle	585	102	33,7
Fontanis Mineralwasser	600	89	38
Fuldataler Mineralbrunnen	374	118	157
Gerolsteiner Sprudel	348	108	118
Imnauer Fürstenquellen	480	64	25
Rosbacher Ur-Quelle (still)	261,6	131,4	39,9
St. Gero Heilwasser	331	109,4	121
Steinsieker Mineralwasser	600	40	19,4
Stiftsquelle Mineralwasser	214	33	12
Teusser Mineralbrunnen	585	82	38
Tönissteiner Classic	166	123	104

Die Extraportion Kalzium

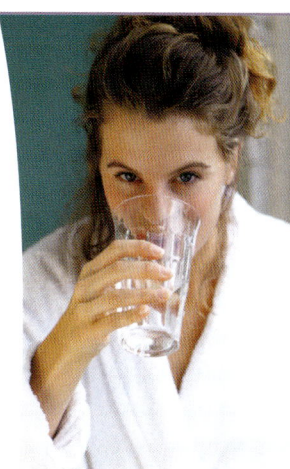

Die Einnahme von Kalzium-Präparaten ist dann notwendig, wenn Sie zur Risikogruppe der Osteoporose-Gefährdeten gehören oder vielleicht schon Knochenschwund haben. Eine genaue ärztliche Untersuchung (siehe Seite 9) kann Ihnen Aufschluss darüber geben.

Vertragen oder mögen Sie keine Milch? Das ist schade. Lesen Sie zunächst einmal das Kapitel über Milchunverträglichkeit (siehe Seite 36ff.). Wenn Sie feststellen, dass Sie nicht genügend Kalzium über die Nahrung bekommen, sollten Sie es zusätzlich einnehmen. Sprechen Sie darüber auf jeden Fall mit Ihrem Arzt. Er muss entscheiden, welches das richtige Präparat für Sie ist und ob Sie vielleicht zusätzlich Vitamin D benötigen.

Kalzium in verschiedenen Formen

Trinken Sie täglich mindestens 1,5 bis 2 l Mineralwasser, das viel Kalzium enthält.

Das Mineral gibt es als Nahrungsergänzungsmittel in Form verschiedener Salze. Besonders gut wird es als Glukonat, Laktoglukonat oder Zitrat vom Darm aufgenommen, weniger gut jedoch als Karbonat oder Phosphat.

Nehmen Sie zum Beispiel 500 mg Kalziumkarbonat zu sich, so werden nur rund 200 Milligramm davon vom Organismus verwertet. Kalziumkarbonat hat aber auch einen Vorteil: Es neutralisiert die im Magen vorhandene Salzsäure. Das kann Ihnen zugute kommen, wenn Sie Magenbeschwerden aufgrund eines Magensäure-Überschusses haben. Kalziumzitrat wiederum benötigt gar keine Magensäure, es beeinträchtigt die Eisenaufnahme nicht und schützt sogar vor der Bildung von Nierensteinen.

Ist ein Zuviel schädlich?

Eine kleine Überdosierung ist nicht schlimm, weil überschüssiges Kalzium von einem gesunden Körper wieder ausgeschieden wird. Bei mehr als 2500 Milligramm kann es zu Verstopfung, Harnwegsinfekten und Nierensteinen kommen.

Anwendung

Es gibt eine Vielzahl von Präparaten zu kaufen. Manchen sind Vitamine und weitere Mineralstoffe zugesetzt. Vor allem Kalziumprodukte zum Trinken sind beliebt: Brausetabletten, Granulat zum Auflösen und Ampullen. Nehmen Sie Ihr Mittel möglichst auf leeren Magen ein, verteilt auf mehrere Einzelportionen. So kann es der Körper am besten verwerten. Die Dosierung richtet sich nach Ihrer Ernährung. Das Medikament sollte die Differenz zwischen Ihrem Tagesbedarf (siehe Tabelle Seite 13) und der Kalziummenge in der Nahrung ausgleichen.

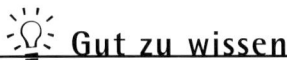 **Gut zu wissen**

Tipps für die optimale Kalziumeinnahme

- Nehmen Sie Ihre Kalziumration über den Tag verteilt ein, und nicht mehr als 500 Milligramm pro Einzelportion.
- Schlucken Sie den Mineralstoff noch einmal vor dem Zubettgehen. Das verringert den Knochenabbau in der Nacht.
- Alkohol und ballaststoffreiche Kost behindern die Aufnahme von Kalzium aus dem Darm.
- Reagieren Sie mit Aufstoßen, leichten Magenschmerzen oder Blähungen, ist das zwar lästig, aber unbedenklich.
- Bei Nierensteinen dürfen Sie den Mineralstoff nur nach Absprache mit dem Urologen einnehmen.
- Nehmen Sie trotz eingeschränkter Nierenfunktion Kalzium über längere Zeit? Dann muss der Arzt unbedingt regelmäßig den Kalziumgehalt in Blut und Urin messen.
- Kombinieren Sie Ihr Kalziumpräparat (außer Kalziumzitrat) möglichst nicht mit einem Eisenpräparat oder stark eisenhaltigen Lebensmitteln (Fleisch). Die Eisenaufnahme reduziert sich dabei um die Hälfte!
- Lassen Sie nach der Kalziumtablette zwei Stunden verstreichen. Erst dann sollten Sie wieder andere Arzneimittel schlucken. Fragen Sie im Zweifelsfall Ihren Arzt um Rat.

Der Mineralstoff für Schönheit und Figur

Kalzium dient nicht nur als Jungbrunnen für Ihre Knochen, sondern fungiert auch als Schönheitselixier. Nehmen Sie genügend Kalzium zu sich, dann sorgen Sie gleichsam für inneres wie auch für äußeres Wohlbefinden. Essen Sie sich also schön!

Fatburner Kalzium

Eine brandneue Studie aus den USA bestätigt es: Kalzium ist nicht nur ein Power-Mineral für die Knochen, sondern auch noch eine Fettbremse. Die Wissenschaftlerin Dr. Dorothy Teegarden hat herausgefunden, dass der Mineralstoff den Fettabbau des Körpers fördert und die Fetteinlagerungen bremst. Möglicherweise ist die in Milchprodukten enthaltene Linolsäure dafür verantwortlich.

Zusammen mit Vitamin C, Carnitin, Magnesium und Linolsäure hilft Kalzium, überschüssiges Fett zu verbrennen.

Wenn Sie also abnehmen wollen oder gar müssen (siehe Seite 30), dann sollten Sie keinesfalls auf das wertvolle Milchkalzium verzichten. Wichtig: Wählen Sie fettarme Milchprodukte aus. Die meisten Rezeptvorschläge in diesem Buch (ab Seite 42) sind danach ausgerichtet.

Gesunde Zähne

Eine zahngesunde Ernährung ist kalziumreich. Damit tun Sie sowohl für Ihre Zähne als auch für Ihre Kieferknochen etwas Gutes. Die Art der Nahrung bestimmt weitgehend, ob Schäden im Zahnbereich entstehen oder nicht. Liegt außerdem genügend Zeit zwischen zwei Säureangriffen auf die Zähne, also zwischen zwei Mahlzeiten, dann kann aus dem Speichel wieder Kalzium in den Zahnschmelz eingebaut werden (Remineralisation).

Kleine Regeln für zahngesundes Essen

- Kauen Sie ab und zu hartes Brot mit einem Stück Käse
- Süßes lieber auf einmal essen, nicht mehrmals zwischendurch
- Als Zwischenmahlzeiten eignen sich saftiges Obst und rohes Gemüse
- Zuckerfreie Kaugummis mit Vitamin K hemmen Karies

23

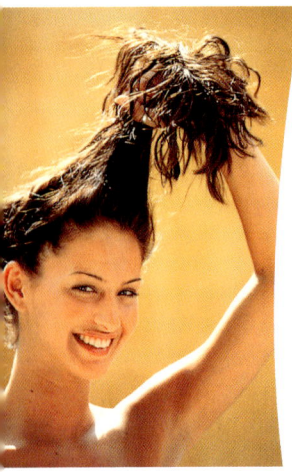

Kalzium sorgt für volles Haar, feste Fingernägel und schöne Haut.

Feste Fingernägel

Lange, feste Fingernägel sind das Aushängeschild einer schönen Frau. Wachsen die Nägel nur langsam oder sind sie brüchig, dann besteht ein Nährstoffmangel. Auch hier kann eine kalzium- und vitaminreiche Ernährung helfen.

Nehmen Sie zusätzlich noch regelmäßig Kieselerde (aus dem Reformhaus oder der Apotheke) ein. Sie steht in enger Verbindung mit dem Kalziumstoffwechsel und hilft, Kalzium in ausreichender Menge in die Knochen einzulagern.

Tipps für schöne, lange Fingernägel

- Kalziumreiche Nahrung
- Kieselerde für den Kalziumstoffwechsel
- Reichlich Obst, Gemüse und Vollkornprodukte essen
- Beim Putzen Handschuhe tragen
- Nagellackentferner ohne Azeton verwenden
- Nägel von außen zur Nagelmitte feilen

Volles Haar und jugendliche Haut

Haut und Haare sind ein Spiegel unserer Seele und auch unseres Stoffwechsels. Manchmal sind psychische Belastungen Ursache für sprödes, dünnes Haar und unreine Haut. Entspannungsmethoden oder eine Psychotherapie helfen, den Stress abzubauen.

Stumpfes Haar und schlechte Haut können aber auch anzeigen, dass etwas mit dem Stoffwechsel nicht in Ordnung ist. In diesem Fall gibt eine Haar-Mineralien-Analyse genauen Aufschluss über bestehende Mängel.

Zunächst aber können Sie selbst versuchen, auf dem Ernährungsweg etwas für sich zu tun. Entsäuern Sie Ihren Körper (siehe Seite 19), kochen Sie sich kalziumreiche Mahlzeiten (siehe ab Seite 44) und nutzen Sie die Silizium-(Kieselsäure-)Quellen der Natur: Essen Sie beispielsweise gekochtes Getreide wie Hafer, Gerste und Hirse. Auch Brennnesseln und Zinnkraut enthalten Kieselerde.

Chronische Erkrankungen – ein Risiko

Ein gut funktionierender Darm und eine intakte Darmflora sind die Basis guter Gesundheit. Eine ausgewogene Ernährung ist dafür unerlässlich. Der Darm wählt die Substanzen aus, die in den Körper aufgenommen werden und dann für den Stoffwechsel zur Verfügung stehen.

Mineralstoffverluste durch Darmerkrankungen

Passiert die Nahrung den Darm zu schnell, wird die Resorption aller Nährstoffe (auch des Kalziums) vermindert. Das ist der Fall bei chronischen Darmerkrankungen wie Morbus Crohn, Colitis ulcerosa oder Darmkrebs. Hier sind Darmschleimhaut und Darmflora meist so stark geschädigt, dass Mineralstoffe vom Organismus nicht richtig aufgenommen werden können.

Wer von Nahrungsmittelallergien mit Durchfällen geplagt ist, sollte herausfinden, was er nicht verträgt. Sonst leiden seine Knochen!

Weitere Krankheiten, die die Kalziumaufnahme vermindern

- Pilze im Darm (schädigen die Darmflora)
- Chronische Polyarthritis (Bewegungsmangel, Kortisoneinnahme)
- Chronische Lungenerkrankungen (Nikotin und Medikamente)
- Zuckerkrankheit (Insulinmangel bewirkt Knochenabbau)

Alarmstufe Rot: Ess-Störungen

Eine große Gefahr für die Knochen stellen Magersucht (Anorexia nervosa) und Ess-Brech-Sucht (Bulimia nervosa) dar. Ihre Ursachen sind in erster Linie psychisch bedingt. Am meisten betroffen sind junge (pubertierende) Mädchen, die für immer schlank wie ein Model bleiben wollen. Sie essen kaum mehr etwas oder stopfen das Essen wahllos in sich hinein, um es danach wieder zu erbrechen. Auch Abführmittel, die ein wahres Gift für den Darm sind, sollen mitunter helfen, das Schlankheitsideal zu erreichen. Aber: Die Gewichtsprobleme bleiben bestehen und wertvolle Nährstoffe, die der Körper unbedingt für eine gesunde Entwicklung und starke Knochen braucht, gehen verloren.

Magersucht und Ess-Brech-Sucht in der Pubertät verhindern, dass der Körper wertvolle Nährstoffe für den Knochenaufbau erhält.

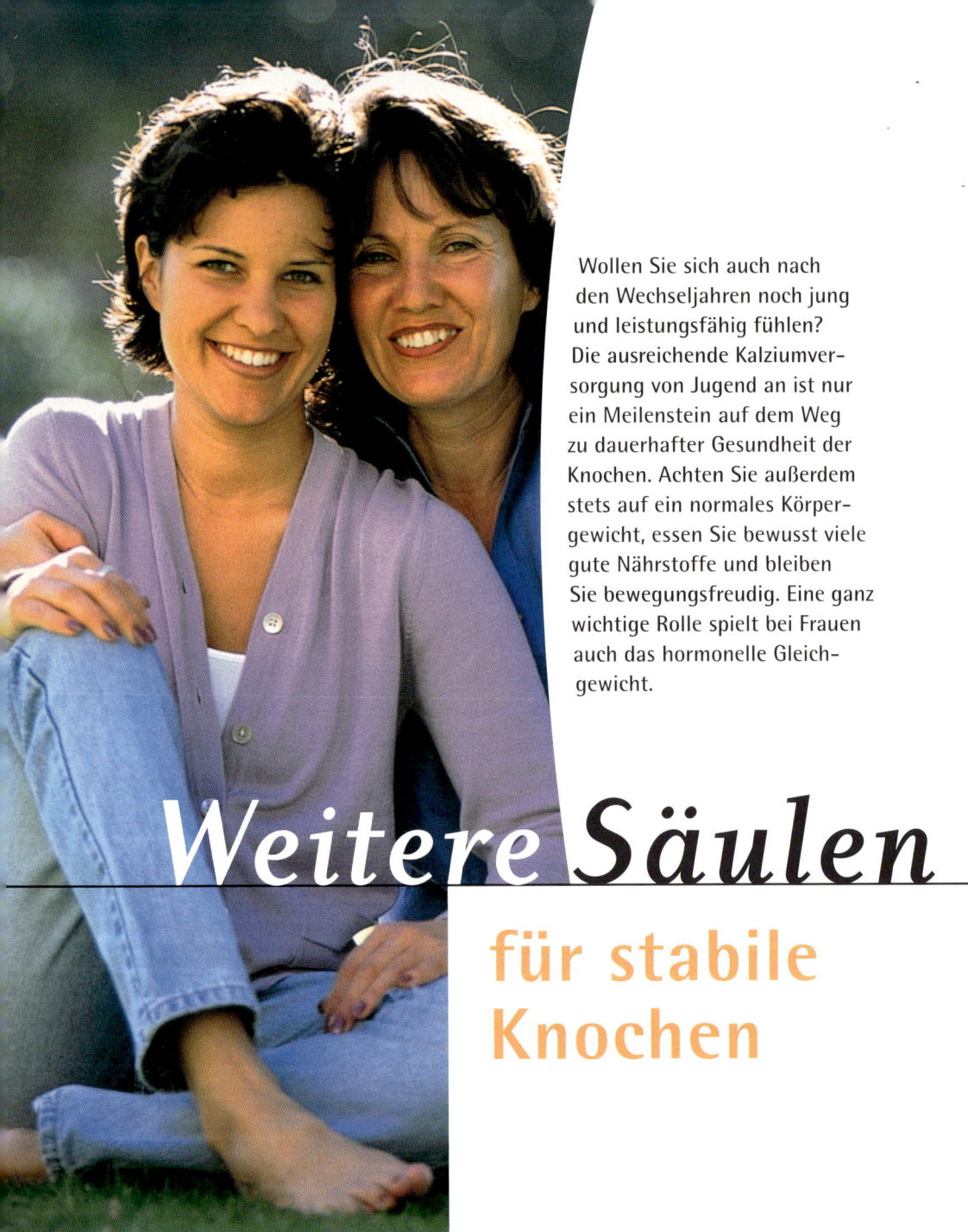

Wollen Sie sich auch nach den Wechseljahren noch jung und leistungsfähig fühlen? Die ausreichende Kalziumversorgung von Jugend an ist nur ein Meilenstein auf dem Weg zu dauerhafter Gesundheit der Knochen. Achten Sie außerdem stets auf ein normales Körpergewicht, essen Sie bewusst viele gute Nährstoffe und bleiben Sie bewegungsfreudig. Eine ganz wichtige Rolle spielt bei Frauen auch das hormonelle Gleichgewicht.

Weitere Säulen

für stabile Knochen

Hormone – ja oder nein?

Obwohl alle Menschen mit zunehmendem Alter Knochenmasse abbauen, müssen gerade Frauen besonders auf ihre Knochengesundheit achten. Warum?

Jede Frau kommt irgendwann einmal in die Wechseljahre. Dabei wird nach und nach die Produktion der Östrogene eingestellt. Diese Sexualhormone üben jedoch eine Schutzfunktion auf die Knochen aus. Östrogenmangel bewirkt, dass den Knochen Kalzium entzogen wird. Auch die Tätigkeit der Knochen aufbauenden Zellen nimmt ab. So kann das Skelett brüchig werden.

Wenn schon vor der Menopause (Wechseljahre) die Gebärmutter oder die Eierstöcke entfernt wurden oder etwa eine Regelstörung vorliegt (in jungen Jahren z. B. durch Magersucht verursacht), werden ebenfalls weniger Östrogene im Körper produziert.

Östrogene sind Powerhormone, die Frauen zum starken Geschlecht machen. Sie fördern die Gesundheit und sorgen für seelisches Wohlbefinden.

Nicht jede Frau braucht zusätzlich Hormone

Die hormonelle Veränderung allein ist jedoch nicht daran schuld, wenn eines Tages Osteoporose auftritt. Viele Frauen haben von Natur aus kräftige Knochen und sind nicht gefährdet. Auch die familiäre Veranlagung, der persönliche Lebensstil und die Ernährung über viele Jahre hinweg spielen hierbei eine Rolle. Daher ist die Einnahme von Hormonen nicht für jede Frau zu empfehlen.

Hormone können manchen das Leben allerdings sehr erleichtern, denn sie machen fröhlich und sorgen für ein Wohlgefühl. Wer an eine Hormontherapie denkt, kann sich zunächst einmal in Büchern darüber informieren. Besprechen Sie dann alles mit Ihrem Frauenarzt oder Endokrinologen (Hormonspezialist) und lassen Sie sich über die guten und die schlechten Seiten hormonhaltiger Präparate aufklären. Ihr Arzt bestimmt dann auch, welches Mittel für Sie geeignet ist. Sie sollten sich bei diesem heiß umstrittenen Thema immer bewusst sein, dass nur Sie allein es sind, die die Verantwortung für Ihre persönliche Gesundheit trägt.

Das spricht für Östrogene

- Es ist erwiesen, dass eine Hormonersatzbehandlung mit Östrogenen den mit den Wechseljahren verbundenen Knochenabbau hemmen kann. Die Behandlung muss jedoch mindestens zehn Jahre lang durchgeführt werden.
- Das Risiko für eine koronare Herzerkrankung und möglicherweise für Morbus Alzheimer wird vermindert.
- Wechseljahresbeschwerden entfallen.
- Östrogene können die Altersuhr nicht stoppen, aber sie sorgen dafür, dass die Haut jünger aussieht.
- Die Muskeln bleiben stark, die Haare kräftig, die Brüste straff.

Das spricht gegen Östrogene

- Einige Frauen haben Angst vor dem viel diskutierten Krebsrisiko. Bei Einsatz von Östrogenen sollte immer die individuelle Brustkrebsgefährdung mit bedacht werden. Ein Gestagenanteil in der Hormongabe trägt zur Senkung des Risikos von Gebärmutterhalskrebs bei.
- Als Nebenwirkungen können (geringe) Gewichtszunahme, Blutungen, Brust- und Venenbeschwerden auftreten.
- Bei ererbter Veranlagung für Thrombosen, bei bestimmten Migräneformen oder östrogenabhängig wachsenden Myomen sollten möglichst keine Hormone genommen werden.
- Einige Frauen mit starkem Übergewicht brauchen keine Östrogene einzunehmen. Ihr Körper hat meist ohnehin ausreichende Östrogenreserven im Fettgewebe.

 **Expertentipp**

Fettgewebe beeinflusst die Fruchtbarkeit

Wenn Sie sehr viel Sport oder sogar Leistungssport treiben, kräftige Muskeln haben und sehr wenig Körperfett besitzen, sollten Sie eine Östrogentherapie in Erwägung ziehen. Dasselbe gilt bei Magersucht.

Hormone aus der Natur

Eine echte Alternative sind für manche die so genannten Phytoöstrogene. Das sind natürliche Östrogene, die in bestimmten Pflanzen vorkommen. Sie wirken zwar lange nicht so stark wie medikamentös verabreichte Östrogene, haben aber bei vielen Frauen einen spürbaren Einfluss auf die lästigen Symptome während der Wechseljahre. Zudem enthalten sie keine krebserregenden Stoffe. Im Gegenteil: Das Genistein der Sojabohne soll sogar vor Krebserkrankungen schützen. Darüber hinaus enthält diese Pflanze auch noch viel Kalzium.

Östrogenhaltige Nahrungsmittel

Es gibt über 300 Pflanzen, die östrogenhaltige Substanzen enthalten. Damit sie ihre Wirkung entfalten können, sollten Sie regelmäßig und reichlich davon essen. Hier eine kleine Auswahl:

- Getreide: Weizen, Gerste, Hafer, Roggen, Mais
- Gemüse: Kohl, Möhren, Gurken, Fenchel, rote und grüne Bohnen, Erbsen, Kartoffeln, Kürbis, Sojabohnen und –sprossen
- Obst: Äpfel, Kirschen, Papayas, Pflaumen
- Samen und Kerne: Anis, Leinsamen, Sesamsamen, Sonnenblumenkerne

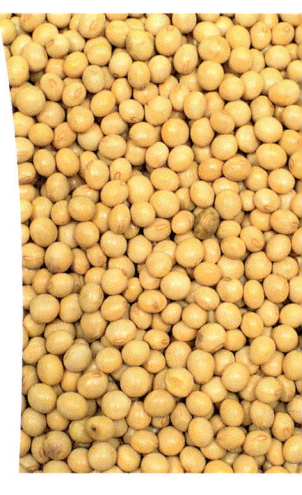

Sojabohnen enthalten natürliche Östrogene in Form von Genistein und reichlich Kalzium.

Pflanzliche Präparate

Auch Arzneimittel aus der Natur helfen gegen Wechseljahresbeschwerden – vorausgesetzt allerdings, man nimmt sie über einen Zeitraum von mindestens zwei bis drei Monaten ein: Hitzewallungen und Schlafstörungen verschwinden, Irritationen der Schleimhaut klingen ab. Stimmungsschwankungen, Gereiztheit und Mutlosigkeit nehmen deutlich ab. Sie schlafen ruhig, die Konzentrationsfähigkeit steigt, die Lebensgeister erwachen neu.

Reich an Phytoöstrogenen sind beispielsweise der Wurzelstock der Traubensilberkerze, Wolfstrapp und Ginseng. Mönchspfeffer kann ebenfalls hormonelle Beschwerden lindern. Fragen Sie Ihren Arzt, ob eine solche Therapie für Sie in Frage kommt.

Fett abbauen – **Knochenmasse aufbauen**

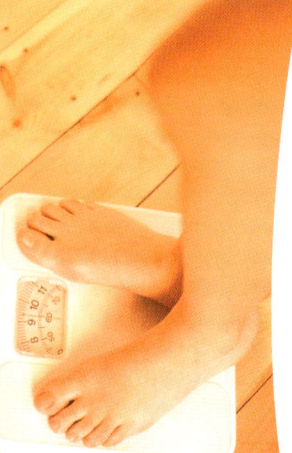

Übergewicht belastet die Knochen und erhöht die Gefahr von Knochenbrüchen! Bauen Sie Fett ab, wenn Sie zu viele Kilos auf die Waage bringen, das entlastet Ihr Skelettsystem. Vor allem das Fett in der Nahrung führt zur Gewichtszunahme. 1 g Fett hat rund 9 Kalorien, das sind fast doppelt so viele wie in Kohlenhydraten oder Eiweiß.

Viele Milchprodukte, die reichlich Kalzium liefern, sind fettreich. Greifen Sie lieber zu fettarmem Kefir oder Quark. Die meisten Rezepte (ab Seite 44) sind mit mageren Produkten zusammengestellt. Beachten Sie auch das Kapitel über Kalzium als Fatburner (siehe Seite 23).

Das optimale Gewicht

Sowohl Über- wie auch Untergewicht schaden den Knochen. Achten Sie darauf, möglichst Ihr Soll-Gewicht einzuhalten.

Auch Untergewicht und vor allem einseitige Diätkuren (Vitamin- und Mineralstoffmangel!) schaden den Knochen. Es heißt, dünne Frauen haben dünne Knochen. Sehr schlanke Menschen nehmen meist zu wenig Kalorien zu sich und bekommen so nicht genügend Baustoffe für ihre Knochen. Ein Beispiel: Die mageren Hochleistungs-Langläuferinnen erleiden oft Ermüdungsbrüche und müssen deshalb abrupt ihre Karriere beenden.

Wenn Sie normalgewichtig sind, tun Sie Ihren Knochen demnach einen großen Gefallen. Mit der Broca-Formel z. B. können Sie ganz einfach Ihr Soll-Gewicht errechnen:

Körpergröße in cm – 100 = empfohlenes Gewicht in kg

Ein leichtes Übergewicht ist nicht schlimm. Vielleicht ist es ja gerade Ihr »Wohlfühlgewicht«. Sind Sie jedoch mehr als 20 Prozent schwerer, dann ist das eindeutig zu viel. Wird das Sollgewicht um 15 Prozent unterschritten, sind Sie idealgewichtig. Weniger sollte es dann aber auf keinen Fall sein!

Stabilität durch Bewegung und Entspannung

Regelmäßige Bewegung ist ganz wichtig, damit die Knochen kräftig bleiben. Wenn Sie gezielt trainieren (und nicht übertreiben!), verbessern Sie Ihre motorischen Fähigkeiten wie Kraft, Ausdauer, Koordination, Flexibilität und Schnelligkeit. Damit beugen Sie der Osteoporose vor und sorgen dafür, dass genügend Kalzium in die Knochen eingebaut wird.

Welche Sportarten sind geeignet?

Grundsätzlich ist jede Bewegung, die Ihrem Körper keine Beschwerden bereitet, sinnvoll und tausendmal besser als Medikamente. Die Hauptsache ist, Sie tun es gerne. Ideal sind Ausdauersportarten im Freien. So tanken Sie gleichzeitig frische Luft und Sonne, die für reichlich Vitamin D sorgt (siehe Seite 33). Wählen Sie Mannschafts- oder Gruppensportarten, wenn Sie nicht gern allein trainieren.

Suchen Sie sich Übungen aus, die gegen die Schwerkraft gerichtet sind. Seilspringen, Lauftraining, Kraftsport, Bergwandern und besonders Radfahren sind gut geeignet.

Ein regelmäßiges Bewegungstraining lässt die unliebsamen Fettpölsterchen verschwinden, welche die Knochen nur unnötig belasten. Auch eine gute Durchblutung der Gelenke ist durch Sport gewährleistet. Denn: Wer rastet, der rostet!

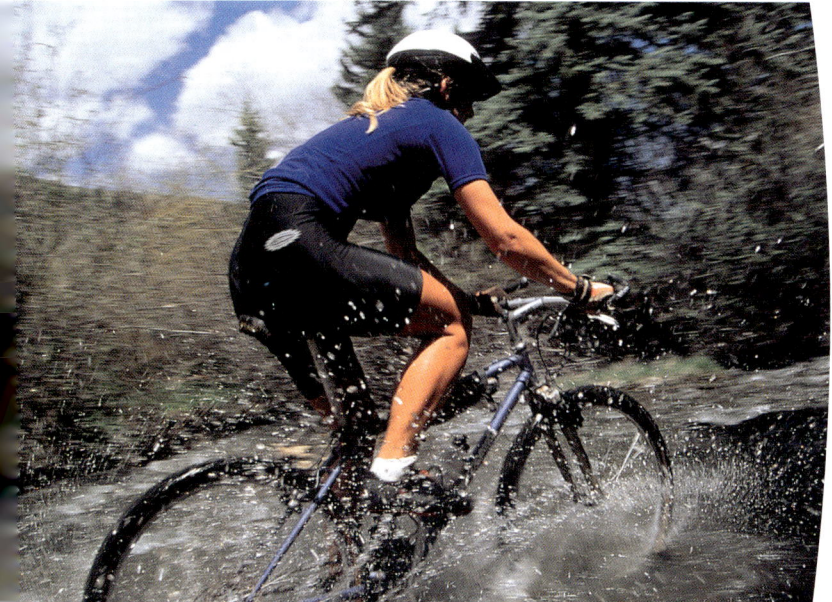

Auf einer Fahrradtour trainieren Sie den Kreislauf, versorgen den Organismus mit viel Sauerstoff und stärken Muskulatur und Knochen.

Jeder Tag ist ein Trainingstag

Ihre Herkunft, Ihr Geschlecht und Ihr Alter können Sie nicht beeinflussen. Ihr körperliches Wohlbefinden jedoch dürfen Sie ganz bewusst selbst verbessern – und damit bestimmten Krankheiten vorbeugen. Wenn Sie trainiert sind, behalten Sie das Gleichgewicht beim Laufen und Balancieren. Zudem bleiben Blutdruck und Kreislauf stabil. Deshalb sollten Sie jeden Tag für kleine Trainingseinheiten nutzen, so ganz nebenbei.

Bewegungs-Regeln für den Alltag

- Nie Rolltreppe oder Aufzug nehmen, nur die Treppe.
- Täglich ein bisschen an der frischen Luft spazieren gehen.
- Feste Halbschuhe mit weichem, flachem Absatz sind besser als Stöckelschuhe (Hohlkreuz!).
- Auf einem Stuhl stets mit gerader Wirbelsäule sitzen.
- Bei langer sitzender Tätigkeit immer wieder mal aufstehen.
- Zum Heben schwerer Gegenstände in die Knie gehen.
- Die Last der Einkaufstüten auf beide Seiten verteilen.
- Staubsaugen und Bügeln nur mit gerader Wirbelsäule.

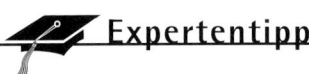 **Expertentipp**

Entspannung stärkt die Wirbelsäule

Vor lauter Aktivität dürfen Sie nicht vergessen, auch regelmäßig zu relaxen. Die Muskelanspannung zur Stärkung der Knochen funktioniert nämlich nur dann optimal, wenn für ausreichende Ruhephasen gesorgt ist.

Es gibt zahlreiche Entspannungstechniken mit unterschiedlichen Schwerpunkten. Wählen Sie die Methode aus, die Ihrer körperlichen Konstitution und Ihrer seelischen Verfassung am besten entspricht. Yoga, Autogenes Training und Progressive Muskelentspannung nach Jacobson sind nur einige der vielen Möglichkeiten, wie Körper und Seele ins Gleichgewicht kommen können.

Vitamin D – **kostengünstige Bausubstanz**

Ohne dieses so genannte »Knochenaufbauvitamin« sind die Aufnahme von Kalzium aus dem Darm und der Einbau von Kalziumsalzen in Knochen und Zähne nicht möglich. Mütter bekommen für ihre Babys immer Vitamin-D-Tabletten verschrieben, um der gefürchteten Rachitis (Knochenkrankheit) vorzubeugen. Bei Erwachsenen führt ein Vitamin-D-Mangel in Verbindung mit Kalziummangel zum Krankheitsbild Osteomalazie (Knochenerweichung) und zu schlechten Zähnen.

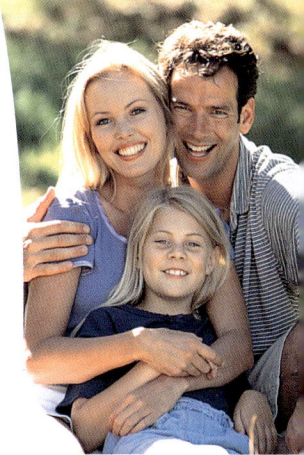

Sonne bringt Kraft und Freude

Es ist ganz einfach, dem Körper vorbeugend und zur optimalen Kalziumverwertung ausreichend Vitamin D zuzuführen: Tanken Sie Sonne! Das kostet nichts und macht traurige Gemüter fröhlich. Bereits 20 Minuten täglich an der Sonne reichen aus, um den Organismus mit dem stärkenden »Sonnenvitamin« zu versorgen. Viel Bewegung in frischer Luft, also ausgedehnte Spaziergänge oder Freiluft-Sportarten, bringen den Vitamin-D-Stoffwechsel richtig in Schwung. So wird reichlich Kalzium in das Skelett aufgenommen. Vorsicht jedoch vor zu viel Sonne! Schonen Sie Ihre Haut! Ab einem bestimmten Bräunungsgrad hört die Vitamin-D-Produktion durch die Haut ohnehin auf.

Bereits 20 Minuten Sonne täglich genügen, um die Produktion von Vitamin D zu aktivieren.

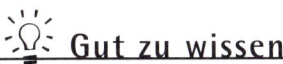 **Gut zu wissen**

Aus medizinischer Sicht ein Hormon

Zu den fettlöslichen D-Vitaminen zählen mehrere biologische Wirkstoffe, die Kalziferole, darunter das Vitamin D_2 pflanzlicher und das Vitamin D_3 tierischer Herkunft. Beide entstehen in der Haut durch Sonneneinwirkung. Vitamin D wird aufgrund seiner medizinischen Wirkung eher als Hormon angesehen. Zusammen mit Vitamin A und C kann es auch Erkältungen vorbeugen.

Das Knochenaufbauvitamin in der Nahrung

Es wird empfohlen, täglich etwa 400 bis 500 µg Vitamin D zu tanken. So hilft neben dem Sonnenbaden auch eine ausgewählte Ernährung mit Vitamin D. In Lebensmitteln mag es weder Licht noch Sauerstoff, dafür ist es aber ziemlich hitzestabil und gut lagerfähig. Beim Braten und Rösten allerdings muss man mit Vitamin-D-Verlusten rechnen. Wie die folgende Tabelle zeigt, ist es vor allem in tierischen Produkten zu finden, die man sowieso im Kühlschrank aufbewahren sollte. Wer Kalorien sparen will, muss sich jedoch vor den Fetten in Acht nehmen!

Besonders reiche Vitamin-D-Quellen

100 g Nahrungsmittel	Vitamin D (in µg)	100 g Nahrungsmittel	Vitamin D (in µg)
Lebertran	300	Eigelb (roh)	7
Brathering	10	Heilbutt (geräuchert)	20
Sprotte (geräuchert)	32	Thunfisch (in Öl)	4,1
Lachs (geräuchert)	12,5	Sardelle	20
Hering	31	Margarine	2,5
Lachs (in Dosen)	11,5	Lachs (frisch	16,3
Bückling	30	Butterschmalz	1,6
Rollmops	9,3	Hering (mariniert)	13
Aal (Geräuchert)	22	Emmentaler	1,1

Soll man zusätzlich Vitamin D (Kalziferol) einnehmen?

Mit einer Vitamin-D-Zufuhr in Form von Präparaten ist Vorsicht geboten. Bei bereits bestehender Osteoporose gehört sie zusammen mit Kalzium zwar zur Basistherapie, aber der Arzt sollte in jedem Fall Einnahme und Dosierung bestimmen. Das fettlösliche Vitamin kann sich nämlich im Körper ablagern. Wer über einen längeren Zeitraum mehr als 500 Mikrogramm davon zu sich nimmt, muss mit Vergiftungserscheinungen rechnen.

Vitamin K, Vitamin C und Magnesium

Vitamine sind gesund. Und wenn es um Ihre Knochen geht, sollten Sie auf einige davon besonders achten. Dazu gehört auch das Vitamin K. Neueste Studien beweisen, dass eine erhöhte Zufuhr dieses Nährstoffs das Skelett kräftigt. Vitamin K fördert den Aufbau von Knochengewebe und hilft, Kalzium im Knochen zu binden. Gleichzeitig hemmt es den Abbau von Knochensubstanz, weil unter seinem Einfluss weniger Substanzen gebildet werden, die das Knochengewebe auflösen.

Wenn Sie reichlich Kohl und grüne Blattgemüse essen, bekommen Sie viel von diesem Vitamin ab. Etwas sparsamer sollten Sie mit Butter und Fleisch umgehen, aber auch sie enthalten Vitamin K, ebenso wie Milch.

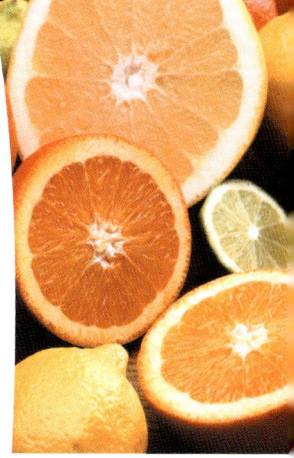

Zitrusfrüchte – der beliebteste Vitamin-C-Lieferant

Vitamin C stärkt nicht nur das Immunsystem

Dieses allen wohlbekannte Vitamin ist an der Bildung von Kollagen (Knochengrundsubstanz) beteiligt und trägt zur Heilung von Knochenbrüchen bei. Zudem unterstützt es die Umwandlung von Vitamin D in seine aktiven Formen, in denen es für den Kalziumstoffwechsel nutzbar ist.

Essen Sie zwischendurch frische Zitrusfrüchte oder pressen Sie sich daraus einen Saft. Auch Schwarze Johannisbeeren, Hagebutten und Paprikas sind Vitamin-C-Bomben. Sie kräftigen die Körperabwehr und die Knochen.

Magnesium für Nerven und Knochen

Die meisten wissen, dass dieser Mineralstoff von Sportlern gerne bei Muskelkrämpfen eingesetzt wird. Außerdem übt er eine beruhigende Wirkung auf die Nerven und den ganzen Körper aus.

Magnesium kann aber noch mehr! Es ist wichtig für die Bildung und die Festigkeit der Knochen. Erwachsene sollten täglich 300 bis 350 Milligramm davon zu sich nehmen. Reich an Magnesium sind z. B. alle grünen Gemüse, verschiedene Kohlsorten, Naturreis, Hirse, Hülsenfrüchte, Sesamsamen und Bananen (eine Banane enthält rund 70 Milligramm).

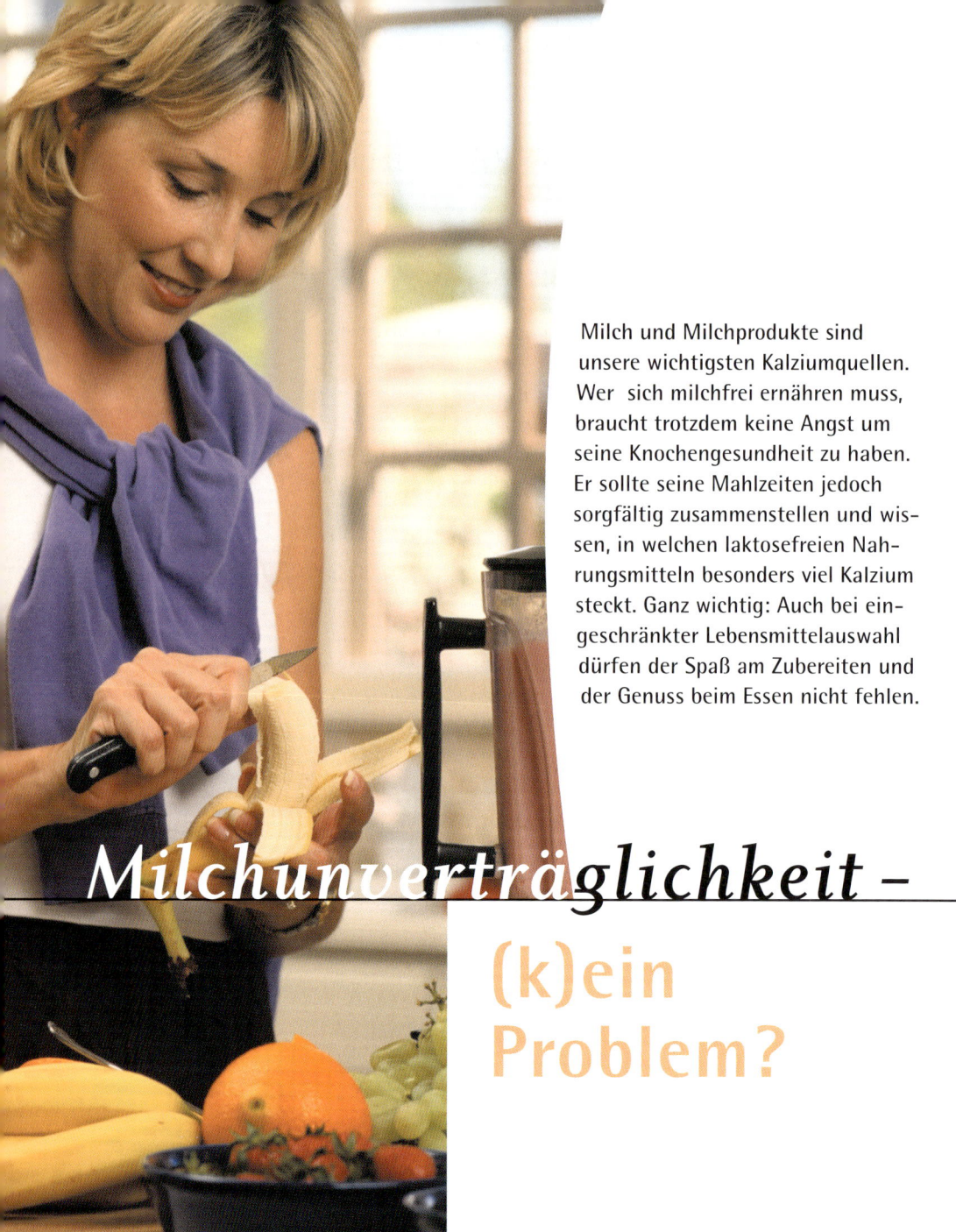

Milch und Milchprodukte sind unsere wichtigsten Kalziumquellen. Wer sich milchfrei ernähren muss, braucht trotzdem keine Angst um seine Knochengesundheit zu haben. Er sollte seine Mahlzeiten jedoch sorgfältig zusammenstellen und wissen, in welchen laktosefreien Nahrungsmitteln besonders viel Kalzium steckt. Ganz wichtig: Auch bei eingeschränkter Lebensmittelauswahl dürfen der Spaß am Zubereiten und der Genuss beim Essen nicht fehlen.

Milchunverträglichkeit –

(k)ein Problem?

Übeltäter Milcheiweiß und Milchzucker

Es gibt viele Gründe für eine milchfreie Kost. Manche Menschen leiden unter einer Milchallergie, das heißt, sie vertragen kein Milcheiweiß. Magen-Darm-Beschwerden (Bauchkrämpfe, Durchfälle, Erbrechen) oder Hautprobleme (Ausschläge, Juckreiz, Schwellungen) können die Folge sein.

Und da gibt es auch noch die Unverträglichkeit von Milchzucker (Laktose). Fast jeder zehnte Deutsche ist davon betroffen. Durchfälle, leichte bis kolikartige Bauchschmerzen, Völlegefühl und Blähungen sind hier als Symptome zu nennen.

So entsteht die Milchallergie

Der Grund für eine Allergie ist immer eine Überreaktion des Immunsystems, die auch durch Milcheiweiß ausgelöst werden kann. Beim ersten Kontakt mit dem Allergen bildet der Organismus Antikörper gegen das Eiweiß. Bei einem erneuten Kontakt mit Milch tritt eine so genannte Antigen-Antikörper-Reaktion auf. Die darauf folgenden Symptome sind bei jedem Menschen unterschiedlich stark ausgeprägt.

Manche Milchallergiker vertragen kleine Mengen an Butter oder Joghurt. Andere wiederum reagieren sehr heftig darauf. Jeder Allergiker muss selbst herausfinden, wie hoch seine Toleranzgrenze bei bestimmten Nahrungsmitteln ist.

Allergien können sich mit der Zeit verändern. Meidet man das Allergen für eine Weile, kann die allergische Reaktion etwas nachlassen.

Ursachen der Laktoseintoleranz

Bei Milchzuckerunverträglichkeit fehlt das Enzym Laktase, oder es arbeitet unzureichend. Dieses Enzym ist verantwortlich für die Verdauung von Milchzucker im Dünndarm. Dort wird er in seine Bausteine Glukose und Galaktose zerlegt. Geschieht dies nicht oder nur unvollständig, so gelangt der Milchzucker ungespalten in den Dickdarm und verursacht die lästigen Symptome. Von Medizinern wird die Laktoseintoleranz übrigens nicht als Krankheit bezeichnet.

Die richtige Diagnose

Eine Milchallergie wird beim Arzt durch Hauttests und Blutuntersuchungen festgestellt. Auch eine Ausschluss-Diät hilft oft weiter. Zur Überprüfung der individuellen Empfindlichkeit werden Milchprodukte unter ärztlicher Beobachtung in ansteigender Menge getestet.

Für die Diagnose der Laktoseintoleranz stehen mehrere Möglichkeiten zur Verfügung:

Selbsttest:

Verzichten Sie einige Tage auf Milchprodukte und Fertignahrungsmittel (enthalten oft Laktose!). Trinken Sie dann ein Glas Milch. Bekommen Sie Bauchschmerzen, Durchfall oder Blähungen, haben Sie eventuell eine Laktoseunverträglichkeit.

Wer nur unter einem geringen Mangel an Laktase leidet, verträgt oft Laktose in kleinen Mengen, zum Beispiel in Hartkäse oder in Wurstwaren.

Laktose-Atemtest:

Er wird in der Praxis sehr häufig gemacht. Man trinkt 50 g Laktose, in 500 ml Tee oder Wasser aufgelöst. In bestimmten Zeitabständen wird nun der Wasserstoff (H_2) in der Ausatmungsluft gemessen. Je stärker die Intoleranz, desto höher der Wert der H_2-Ausatmung.

Laktosebelastungstest:

In nüchternem Zustand wird der Blutzucker bestimmt. Dann trinkt der Patient das oben beschriebene Laktose-Gemisch. Alle 15 Minuten testet man nun den Blutzucker. Liegt eine Milchzuckerunverträglichkeit vor, steigt der Blutzucker nicht an. Dieser Test ist allerdings nicht immer aussagekräftig.

Koloskopie:

Während einer Darmspiegelung wird Gewebe aus dem Dünndarm entnommen. Dieses kann dann im Labor auf seine Laktaseaktivität untersucht werden. Keine Panik! Eine Koloskopie ist gar nicht so schlimm. Bei empfindlichen Patienten wird sie auch in einem kurzen Dämmerschlaf vorgenommen.

Milchfreie Ernährung –
woher kommt das Kalzium?

Um die Beschwerden der Kuhmilchunverträglichkeit auszuschalten, sollte man in erster Linie Milchprodukte meiden. Das ist jedoch nicht so einfach, weil Milch oder isolierte Laktose oft versteckt in manchen Lebensmitteln vorhanden sind. Wer weiß schon, dass in Senf oder Tütensuppe Milchzucker enthalten ist!

Bei manchen Menschen hilft die Einnahme von Laktaseenzymen vor dem Essen. Es gibt sie in Apotheken und Reformhäusern zu kaufen. Sie sind jedoch relativ teuer. Die Krankenkassen übernehmen die Kosten dafür im Allgemeinen nicht.

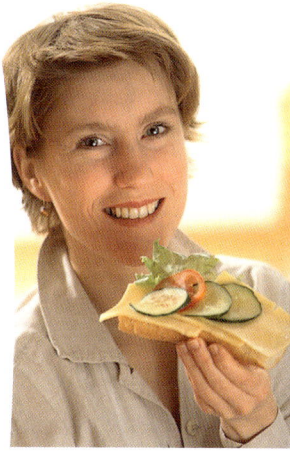

Käse als Knochenfutter

Viele Betroffene vertragen jedoch bestimmte milchhaltige Nahrungsmittel recht gut und können damit ihren Kalziumspiegel anheben. Während der Käseherstellung beispielsweise bleibt der größte Teil der Laktose in der abgeschöpften Molke zurück. Bei Hartkäsen wie Emmentaler, Greyerzer oder Bergkäse sowie im Schnittkäse (z. B. Gouda oder Tilsiter) wird die noch verbliebene Laktose in den ersten Stunden der Käsereifung abgebaut.

Käse enthält nur noch wenig oder gar keine Laktose und wird daher von Milchallergikern meist gut vertragen.

Auch gesäuerte Milchprodukte wie Joghurt oder Kefir werden häufig gut verdaut. Die in ihnen enthaltene Milchsäure (Laktat) fördert die Aufnahme von Kalzium. Zudem unterstützen ihre aktiven Milchsäurebakterien die natürliche Darmflora. Wem es schmeckt und wer es verträgt, der kann auch auf Schaf- oder Ziegenmilch und die jeweiligen Produkte zurückgreifen.

Im Rezeptteil (siehe ab Seite 42) sind übrigens auch einige laktosefreie Gerichte beschrieben. Lassen Sie sich von diesen inspirieren und kreieren Sie weitere leckere Mahlzeiten nach Ihrem eigenen Geschmack. Die Tabelle milchfreier, kalziumreicher Nahrungsmittel (siehe Seite 41) kann Ihnen dabei ebenfalls helfen.

Wertvolle Ernährungstipps: laktosearm, aber kalziumreich

- Befragen Sie Ihren Arzt wegen einer Nahrungsergänzung mit Kalzium-Präparaten (siehe Seite 21 und 22).
- Essen Sie Milchprodukte möglichst zu den Mahlzeiten. So sind sie besser verträglich.
- Garen Sie kalziumreiches Gemüse schonend und mit wenig Wasser. Verwenden Sie das Kochwasser für die Gemüsesauce.
- Trinken Sie täglich viel Mineralwasser mit hohem Kalziumgehalt (siehe Seite 20) und zwischendurch mal einen leckeren Saft, dem der knochenstarke Mineralstoff zugesetzt ist.
- Essen Sie reichlich Hart- und Schnittkäse. Lecker sind z. B. mit Gouda überbackene Aufläufe oder Nudel- und Gemüsegerichte, mit viel Parmesankäse bestreut.
- Würzen und dekorieren Sie Ihre Mahlzeiten mit frischen, kalziumreichen Kräutern (Kresse, Petersilie, Schnittlauch).
- Essen sie täglich frisches Obst. Bevorzugen Sie kalzium- und Vitamin-C-reiche Sorten wie z. B. Schwarze Johannisbeeren, Apfelsinen, Brombeeren und Kiwis.
- Essen Sie nur selten oxalsäurereiche Lebensmittel wie Spinat, Mangold oder Rhabarber (siehe Seite 18).
- Sesam, Mohn, Mandeln und Haselnüsse enthalten besonders viel Kalzium. Backen Sie Brot und Kuchen mit diesen Zutaten oder verfeinern Sie Joghurt, Müslis, Salate oder andere Gerichte damit.

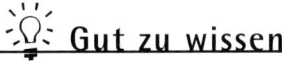 **Gut zu wissen**

Kalziumreiche, laktosefreie Milch

In der Schweiz gibt es seit Mitte 1995 in den Migros-Märkten eine kalziumreiche, (fast) laktosefreie Milch zu kaufen. Es ist technologisch nämlich möglich, den Milchzucker weitgehend herauszufiltern.

Laktosefrei und trotzdem knochenfreundlich

Glücklicherweise gibt es neben Käse eine ganze Reihe schmackhafter Nahrungsmittel, die laktosefrei sind und dennoch Kalzium enthalten. Leider reduziert sich ihr Kalziumgehalt durch Erhitzen:

100 g Lebensmittel	Kalzium (in mg)	Verwendung	Rezept Seite
Sesamsamen	670	Salat, im Brot, als Panade	
Tofu	510	Fleischersatz	51
Mandeln, Mandelmus	250	Dessert, Brotaufstrich	55, 64
Sojabohnen (frisch)	240	Salat, Gemüse	
Haselnüsse	226	zum Knabbern, im Müsli	
Amarant	214	Snack, Mehl	60
Gartenkresse (frisch)	214	auf Brot, im Salat	
Grünkohl (roh)	210	Gemüsebeilage, Suppe	
Löwenzahnblätter (frisch)	155	Salat	49
Meerrettich (roh)	110	Sauce, zu Fisch	
Brokkoli (roh)	105	Gemüsebeilage	
Fenchel (roh)	100	Gemüsebeilage	
Sonnenblumenkerne	100	Müsli, im Brot	60
Oliven, grün, mariniert	96	herzhafte Knabberei	
Lauch (roh)	87	Beilage, Eintopf	
Walnüsse	85	Dessert, Müsli	
Aprikosen (getrocknet)	82	im Müsli, zum Knabbern	
Bleichsellerie (roh)	80	Gemüse, Rohkost	
Kohlrabi	70	gefüllt, als Gemüsebeilage	
Zuckererbsenschote	62	Gemüsebeilage	55
Feigen (getrocknet)	54	Müsli, zum Knabbern	
Sultaninen	50	Müsli, Obstsalat, Dessert	60

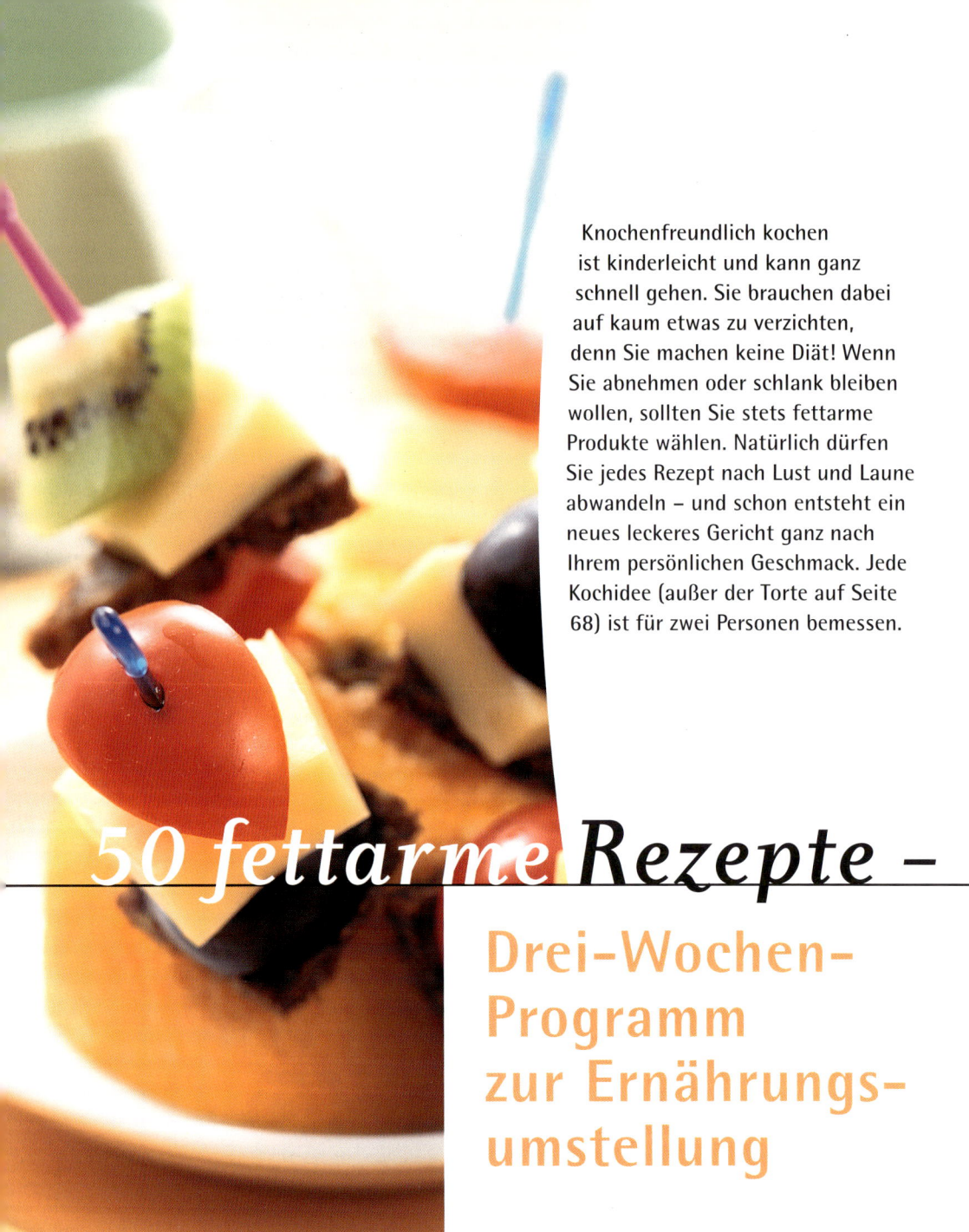

Knochenfreundlich kochen ist kinderleicht und kann ganz schnell gehen. Sie brauchen dabei auf kaum etwas zu verzichten, denn Sie machen keine Diät! Wenn Sie abnehmen oder schlank bleiben wollen, sollten Sie stets fettarme Produkte wählen. Natürlich dürfen Sie jedes Rezept nach Lust und Laune abwandeln – und schon entsteht ein neues leckeres Gericht ganz nach Ihrem persönlichen Geschmack. Jede Kochidee (außer der Torte auf Seite 68) ist für zwei Personen bemessen.

50 fettarme Rezepte –

Drei-Wochen-Programm zur Ernährungs- umstellung

Nützliche **Küchentipps**

Hier ein paar kleine Kochgeheimnisse, damit Ihnen die knochenfreundliche Zubereitung Ihrer Mahlzeiten gut gelingt. Sie sind einfach zu merken und anzuwenden. Sie werden sehen, dass Sie ganz rasch zur Expertin für die kalziumreiche Küche werden.

So bringen Sie Power in die Nahrung

- Gemüse nur kurz waschen und zum Garen möglichst wenig Wasser verwenden. Die Flüssigkeit können Sie anschließend für die Sauce hernehmen.
- Unnötiges Fett vermeiden Sie, wenn Sie Töpfe und Pfannen mit Antihaftbeschichtung verwenden.
- Fett sparen Sie außerdem durch Backen oder Grillen statt Braten.
- Verzehren Sie die Nahrung möglichst naturbelassen. So bleiben Vitamine und Mineralstoffe erhalten.
- Gemüse mit viel Oxalsäure wie beispielsweise Spinat, Mangold und Rhabarber meiden.
- Verfeinern Sie Gerichte mit Haselnüssen, Mandeln und Sesamsamen. Das sind wahre Kalziumbomben!
- Frische Kräuter stärken Ihre Knochen.
- Mit Salz sparsam umgehen! Es erhöht die Kalziumausscheidung über die Nieren.
- Trinken Sie hauptsächlich kalziumreiche Mineralwässer (siehe Seite 20) und zwischendurch mal ein Glas entrahmte Milch, Buttermilch oder Kefir.
- Parmesankäse ist reich an Kalzium und lässt sich vielseitig verwenden (Aufläufe, Salat, Nudelgerichte, Käsesauce).
- Ersetzen Sie Wurst weitgehend durch Käse.
- Fleisch sollte eher eine Beilage sein.
- Vollkornprodukte sind besser als Weißmehlprodukte.
- Alkohol, Kaffee und schwarzen Tee nur in Maßen trinken.

Verwenden Sie Obst und Gemüse erntefrisch aus dem eigenen Garten oder direkt vom Markt, damit möglichst viele der wertvollen Vitalstoffe erhalten bleiben.

Frühstücksideen, die Laune machen

Starten Sie entspannt in den Tag mit einem ausgewogenen Frühstück. Es macht munter und versorgt Sie bereits mit der ersten Portion Kalzium. Tauschen Sie die Zutaten immer wieder aus. Experimentieren macht Spaß und bringt Abwechslung auf Ihren Frühstückstisch.

Fruchtiges Knuspermüsli

Zutaten

- 2 EL Vollkorn-Haferflocken
- 3 EL gehackte Mandeln
- 300 g frisches Obst
- 300 g fettarmer Joghurt
- 2 EL Ahornsirup

1. Haferflocken und Mandeln in einer Pfanne trocken anrösten.
2. Obst klein schneiden, mit Haferflocken und Nüssen mischen.
3. Den Joghurt glatt rühren und dazugeben.
4. Alles auf zwei Schalen verteilen, den Ahornsirup darüber gießen.

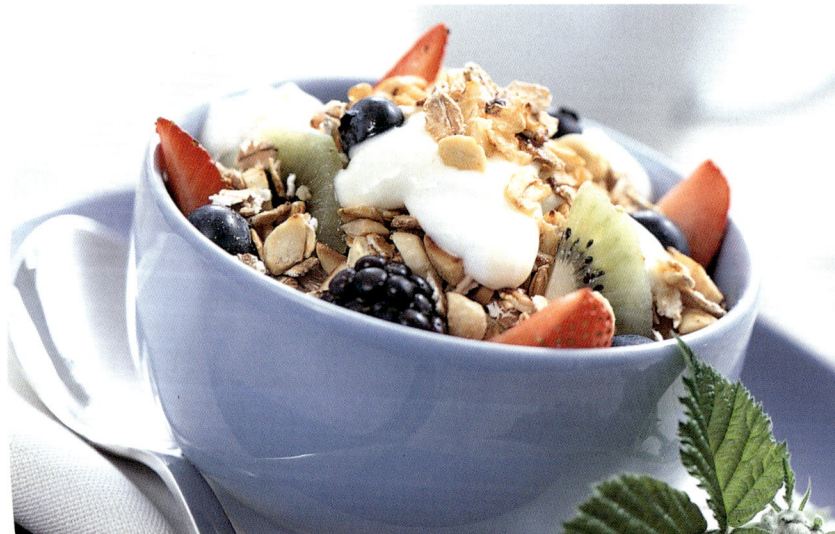

Fruchtiges
Knuspermüsli

Süßer Haselnuss-Aufstrich

Zutaten
- 2 EL Haselnussmus (Reformhaus)
- 1 mittelgroße Banane
- 30 g Magerquark
- 1/2 TL Vanillinzucker

Tipp: Statt Haselnüssen können Sie auch süße, kalziumreiche Mandeln verwenden.

1. Alle Zutaten im Mixer pürieren.
2. Die Creme schmeckt lecker auf Brot oder Kräcker. Sie kann auch Ihr Fantasie-Müsli aufpeppen.

Pumpernickel mit Frühlingsquark

Zutaten
- 250 g Magerquark
- 2 EL Magermilch
- 3 EL frische Kräuter
- 1 kleines Stück Salatgurke (etwa 40 g)
- Weißer Pfeffer
- Kräutersalz
- 4 Scheiben Pumpernickel
- Paprikagewürz

1. Den Quark mit der Milch glatt rühren, die frischen Kräuter fein wiegen und dazugeben.
2. Die Salatgurke schälen, raspeln und ebenfalls beifügen.
3. Alles mit Pfeffer und Salz abschmecken.
4. Den Frühlingsquark auf die Pumpernickel verteilen und mit einem Hauch von Paprika überstreuen.

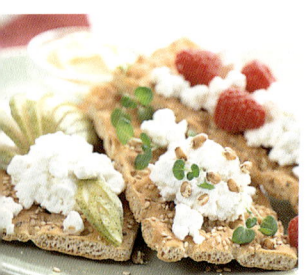

Knäckebrote mit
Hüttenkäse

Fantasia-Knäckebrote

Zutaten

- 6 Scheiben Sesam-Knäckebrot
- 1 EL Margarine
- 200 g Hüttenkäse
- 1 frische, süße Birne
- 1 EL Weizensprossen
- 2 EL Brunnenkresse
- 2 EL frische (oder aufgetaute) Himbeeren

1. Die Knäckebrote dünn mit Margarine und dick mit Hüttenkäse bestreichen.
2. Die Birne gut waschen, in Spalten schneiden und zwei Knäckebrote damit belegen. Weizensprossen darüber streuen.
3. Zwei weitere Frischkäse-Knäckebrote mit der Brunnenkresse und die letzten zwei mit den Himbeeren belegen.

Allgäuer Guten-Morgen-Toast (laktosefrei)

Zutaten

- 4 Scheiben Vollkorn-Toastbrot
- 1 EL Margarine (laktosefrei)
- 1 frische Tomate
- Salz und Pfeffer
- 1 EL Schnittlauchröllchen
- 4 Scheiben Putenbrust
- 100 g geraspelter Emmentaler

1. Den Backofen auf 180 °C (Umluft 160 °C, Gas Stufe 2–3) vorheizen und die Brote dünn mit Margarine bestreichen.
2. Die Tomate waschen, in Würfel schneiden, mit etwas Pfeffer und Salz würzen und mit dem Schnittlauch vermengen.
3. Jeden Toast mit einer Scheibe Putenbrust belegen und die Tomatenmasse gleichmäßig darauf verteilen.
4. Die Brote mit Käseraspeln bestreuen und im Ofen auf der mittleren Schiene 10 Minuten überbacken.

Leichte Vorspeisen

Eine kalorienarme Vorspeise sättigt bereits ein wenig, sodass Sie bei dem nachfolgenden Hauptgericht besser Maß halten können. Die Rezeptideen sind auch als kleines Abendessen geeignet, wenn Sie schlank bleiben oder werden wollen.

Gefüllte Gurken

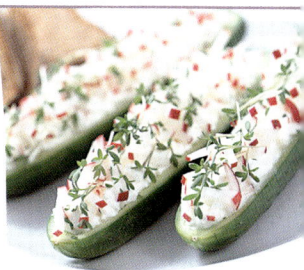

Zutaten
- 1/2 Schlangengurke
- 150 g Hüttenkäse
- 2 Radieschen
- 3 EL frische Gartenkresse

Gurke, gefüllt mit Hüttenkäse, Radieschen und Kresse

1. Die Gurke schälen und in der Mitte durchschneiden.
2. Jedes Stück der Länge nach halbieren, aushöhlen und mit Hüttenkäse füllen.
3. Die Radieschen waschen, in dünne Scheiben schneiden, leicht salzen und auf den Hüttenkäse stecken. Mit der Kresse bestreuen.
4. Dazu schmeckt ein herzhaftes Roggen-Vollkornbrot.

Sauerkraut-Frischkost

Zutaten
- 2 Scheiben Ananas
- 100 g Apfel
- 200 g frisches Sauerkraut
- 4 EL Dickmilch
- 1 EL kalt gepresstes Öl
- Salz

1. Ananas und Apfel klein schneiden
2. Das Obst mit dem Sauerkraut mischen.
3. Dickmilch und Öl verrühren, mit Salz abschmecken und unter das Sauerkraut heben.

Fenchelsalat im Feldbett

Zutaten

- 1 Fenchelknolle mit Blattgrün
- 1 EL Zitronensaft
- 80 g Feldsalat
- 150 g Magermilch-Joghurt
- 1 EL Walnussöl
- Salz
- Weißer Pfeffer
- 2 EL gehackte Walnüsse

1. Den Fenchel waschen, von den äußeren Blättern die harten Rippen entfernen. Das Gemüse in feine Streifen schneiden und sofort mit Zitronensaft beträufeln. Das Blattgrün fein wiegen.
2. Den Feldsalat gut waschen, trocknen und in eine breite Schüssel geben. Die Fenchelstreifen darauf verteilen.
3. Den Joghurt mit dem Walnussöl und dem Blattgrün mischen. Mit Salz, Pfeffer und Zitronensaft abschmecken und über den Salat geben. Die Walnüsse darüber streuen.

Bunter Sprossensalat

Frische Sojasprossen sind sehr vitaminreich und enthalten viel Lezithin.

Zutaten

- 1 kleine Chicoréestaude
- 100 g Sojasprossen
- 1/2 rote Paprika
- 1 cm frische Ingwerwurzel
- 200 g fettarme Dickmilch
- Salz und Pfeffer

1. Vom Chicorée den Strunk keilförmig herausschneiden. Die Blätter ablösen und waschen, auf zwei Teller verteilen.
2. Die Sprossen mit kaltem Wasser überbrausen und abtropfen lassen. Die Paprikahälfte waschen, in Würfel schneiden und beides den Chicorée-Blättern beifügen.
3. Die Ingwerwurzel schälen, klein schneiden und mit der Dickmilch pürieren. Mit Salz und Pfeffer abschmecken und über den Salat geben.

Obst-Sellerie-Frischkost

Zutaten

- 1/4 Sellerieknolle
- 1 kleine Möhre
- 1/2 Apfel
- 1 Kiwi
- 150 g Magermilch-Joghurt
- 1 TL Zitronensaft
- Kräutersalz
- 2 EL gehackte Haselnüsse

1. Sellerie und Möhre schälen und stifteln, Apfel und Kiwi schälen und in kleine Würfel schneiden. Alles in eine Schüssel geben.
2. Joghurt und Zitronensaft verrühren, mit Kräutersalz abschmecken und über die Frischkost verteilen.
3. Mit Haselnüssen bestreuen.

Löwenzahnsalat mit Schafskäse (laktosearm)

Zutaten

- 80 g zarte Löwenzahnblätter oder Rucola-Salat
- 100 g Champignons
- 1 EL Zitronensaft
- 1/2 Zwiebel
- 80 g Schafskäse
- 1 EL Balsamico-Essig
- 2 EL kalt gepresstes Salatöl
- Kräutersalz
- Pfeffer

Tipp: Nehmen Sie nur frische, junge Löwenzahnblätter von Standorten, die nicht an abgasbelasteten Straßen liegen.

1. Die Löwenzahnblätter waschen und trockenschwenken.
2. Die Champignons waschen, in Scheiben schneiden und mit Zitronensaft beträufeln.
3. Die Zwiebel fein hacken und den Schafskäse würfeln. Alles vorsichtig mischen.
4. Aus Essig, Öl und Zitronensaft eine Marinade herstellen, mit Salz und Pfeffer würzen.
5. Die Marinade über den Salat gießen.

Gebratene Aubergine mit Knoblauch-Dickmilch

Zutaten
- 1 Knoblauchzehe
- 200 g Dickmilch (3,5% Fett)
- 1 mittelgroße Aubergine
- 6 EL Rapsöl
- Salz

1. Die Knoblauchzehe auspressen und in die Dickmilch einrühren.
2. Die Aubergine in Scheiben schneiden und in zwei großen Pfannen in Öl ausbraten, bis sie hellbraun sind. Mit dem Papier einer Küchenrolle das Fett von den Auberginen gut abtupfen.
3. Das Gemüse leicht salzen, auf zwei große Teller verteilen und je einen großen Klecks Knoblauch-Dickmilch dazugeben.

Tomaten im Schlafrock (laktosefrei)

Zutaten
- 2 große Tomaten
- 3 Scheiben Bergkäse
- 1 Scheibe Putenbrust
- 1 EL Petersilie
- 1 EL Pinienkerne
- Salz und Pfeffer

Achtung: Wenn Sie Tomaten zu lange im Backofen lassen, zerfallen sie.

1. Den Backofen auf 180 °C (Umluft 160 °C, Gas Stufe 2–3) vorheizen.
2. Die Tomaten waschen, die Kappe abschneiden, die Früchte aushöhlen. Das Fruchtfleisch des Deckels in kleine Stücke schneiden.
3. 2 Scheiben Käse und die Putenbrust sehr klein schneiden.
4. Die gehackte Petersilie und die Pinienkerne mit den übrigen Zutaten in eine Schüssel füllen. Alles gut mischen, leicht salzen und pfeffern und in die ausgehöhlten Tomaten verteilen.
5. Eine kleine Auflaufform mit Margarine einfetten, die Tomaten hineingeben und auf jede eine halbe Scheibe Schnittkäse legen.
6. Im Ofen nur 4 bis 5 Minuten überbacken, bis sich der Käse wie ein Schlafrock um die Tomaten gelegt hat und leicht gebräunt ist.

Blumenkohl-Cremesuppe

Zutaten
- 1/2 Blumenkohl
- 400 ml Gemüsebrühe
- 100 g fettarmer Frischkäse
- Muskat, Salz und Pfeffer
- 1 EL gehackte Petersilie
- 1 EL gehackter Kerbel

Blumenkohl schmeckt nicht nur lecker, sondern enthält auch viel Kalium und Vitamin C für Nerven, Herz und Abwehrkräfte.

1. Den Blumenkohl putzen, waschen und klein schneiden, in der Gemüsebrühe etwa 10 Minuten kochen.
2. Anschließend den Blumenkohl mit dem Pürierstab zerkleinern und den Frischkäse dazugeben.
3. Alles mit Muskat, Salz und Pfeffer abschmecken. Vor dem Servieren die gehackten Kräuter darüber streuen.

Gemüsespieße (laktosefrei)

Zutaten
- 60 g Champignons
- 1 TL Zitronensaft
- 1/2 Zucchino
- 100 g Tofu
- Salz und Pfeffer
- 4 Kirschtomaten
- 2 Schaschlikspieße
- 2 EL Rapsöl
- Sojasauce (Tamari oder Bio Shoyu)

1. Die Champignons waschen, halbieren, mit Zitronensaft beträufeln.
2. Den Zucchino gut waschen und in Scheiben schneiden.
3. Tofu in Würfel schneiden, leicht salzen und pfeffern und in bunter Reihenfolge mit allen anderen Zutaten auf die Spieße stecken.
4. Rapsöl in einer Pfanne erhitzen. Die Spieße bei geschlossenem Deckel braten, auf zwei Teller legen und mit Sojasauce würzen.

Hauptgerichte für mittags und abends

Hauptmahlzeiten sollen schnell gehen, gesund sein und satt, aber nicht dick machen. Deshalb gilt für das Kalzium-Aufbauprogramm: Protein-reiches Fleisch gibt es nur als Beilage, ein Fischgericht zwischendurch liefert Vitamin D und Omega-Fettsäuren, große Gemüseportionen sorgen für wertvolle Mineral- und Ballaststoffe, und Milchprodukte bringen Knochenpower.

Panierter Kohlrabi mit Parmesan-Wildreis

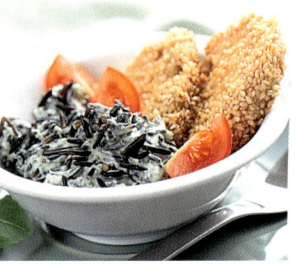

Panierter Kohlrabi mit
Parmesan-Wildreis

Zutaten
- 100 g Wildreis
- 10 frische Basilikumblätter
- 50 ml Gemüsebrühe
- 50 g fettarmer Frischkäse
- 2 EL geriebener Parmesan
- 1 Kohlrabi
- Salz
- 1 verquirltes Ei
- 3 EL Sesamsamen
- 2 EL Rapsöl
- 2 Kirschtomaten

1. Den gewaschenen Reis in 300 ml kochendes Wasser geben und bei geringer Hitze mit geschlossenem Deckel ungefähr 40 Minuten köcheln lassen.
2. In der Zwischenzeit die Basilikumblätter mit der Gemüsebrühe, dem Frischkäse und dem Parmesan im Mixer pürieren.
3. Den Kohlrabi schälen, in etwa 1 cm dicke Scheiben schneiden, leicht salzen, erst im Ei und dann im Sesam wenden.
4. Die Kohlrabischeiben in Öl auf beiden Seiten langsam braten, bis sie knusprig sind. Vom Herd nehmen und warm halten.
5. Die Frischkäse-Mischung in den Reis einrühren und auf kleiner Flamme nochmals 5 Minuten quellen lassen.
6. Kohlrabi und Reis auf zwei Teller verteilen und mit den halbierten Tomaten garnieren.

Krabben-Tofu-Pfanne mit Gemüse

Zutaten

- 150 g Zuckerschoten
- 1 gelbe Paprikaschote
- 1 Schalotte
- 1 EL Öl
- Salz und Pfeffer

- 150 g Krabben
- 200 g Tofu
- 100 g Kirschtomaten
- 1–2 EL saure Sahne (10 % Fett)
- 1 Bund gehackter Dill

Tipp: Tofu mit wertvollem Sojaeiweiß bekommen Sie im Reformhaus oder im Bioladen.

1. Die Zuckerschoten waschen, kurz blanchieren und abtropfen lassen. Paprika waschen, das Kerngehäuse entfernen und das Gemüse in Streifen schneiden. Die klein gehackte Schalotte mit dem übrigen Gemüse einige Minuten in Öl braten. Mit Salz und Pfeffer würzen.
2. Die Krabben und den in kleine Streifen geschnittenen Tofu dazugeben und weiterbraten.
3. Die halbierten Kirschtomaten, die saure Sahne und den Dill untermischen und 3 Minuten gut durchziehen lassen.

Gefüllte Pfannkuchen

Zutaten

- Je 150 g Brokkoli und Möhren
- Gekörnte Gemüsebrühe
- 50 g fettarmer Frischkäse
- 2 Eier

- 80 g Amarantmehl
- 1/2 l entrahmte Milch
- 1 Prise Salz
- Öl zum Braten

1. Brokkoli und Möhren sehr klein schneiden und in wenig Wasser dünsten. Mit etwas gekörnter Gemüsebrühe abschmecken, die Hälfte des Frischkäses dazurühren.
2. Aus Eiern, Mehl, Milch, Salz und dem restlichen Frischkäse einen Teig herstellen. In Öl zwei Pfannkuchen daraus backen.
3. Mit dem Gemüse füllen und servieren.

Ofenkartoffeln mit Käsecreme

Zutaten

- 500 g Kartoffeln
- 3 EL Sonnenblumenöl
- Salz
- 1 EL Rosmarin
- 100 g Schimmelkäse

- 100 g fettarmer Frischkäse
- 150 g Magermilch-Joghurt
- Mineralwasser
- Weißer Pfeffer
- 2 EL frische Kresse

1. Den Backofen auf 220 °C (Umluft 190 °C, Gas Stufe 4–5) vorheizen.
2. Die Kartoffeln schälen, in fingerdicke Scheiben schneiden.
3. Ein Backblech mit Alufolie auskleiden, mit Öl bestreichen und die Kartoffelscheiben darauf legen. Diese ebenfalls mit Öl bestreichen, leicht salzen und den Rosmarin darüber streuen. Auf mittlerer Schiene im Backofen etwa 30 Minuten backen, bis sie weich sind.
4. Den Schimmelkäse mit einer Gabel zerdrücken, Frischkäse und Jogurt dazurühren, mit Mineralwasser verdünnen.
5. Mit Salz und Pfeffer abschmecken, Kresse darüber streuen.

Amarantplätzli mit Paprikagemüse

Amarant, das »heilige Wunderkorn der Inkas«, enthält etwa 16 % hochwertiges Eiweiß. Es übertrifft damit alle anderen Getreidesorten.

Zutaten

- 1 rote und 1 gelbe Paprika
- Gekörnte Gemüsebrühe
- 1/2 Zwiebel
- 1 EL Margarine
- 120 g Amarantmehl (Bioladen)

- 1/2 TL Salz
- Öl zum Braten
- 1 EL Frischkäse (fettarm)
- 2 EL frische gehackte Petersilie

1. Die Paprikaschoten halbieren, die Kerngehäuse entfernen und das Fruchtfleisch in Streifen schneiden. In wenig Wasser etwa 5 Minuten dünsten und mit der gekörnten Brühe würzen.
2. Die Zwiebel fein hacken und in der Margarine glasig dünsten.

3. Das Mehl mit dem Salz mischen. Die Zwiebeln dazugeben und knapp 150 ml Wasser unterrühren.

4. Den Teig esslöffelweise in einer Pfanne in Öl dünn ausbacken.

5. Den Frischkäse vorsichtig unter das Gemüse mischen und die gehackte Petersilie einrühren. Zu den Amarantplätzli servieren.

Dazu können Sie auch ein süßes Kompott aus Äpfeln oder anderen Früchten reichen. Amarant liefert viel hochwertiges Eiweiß und besonders leicht verdauliche Kohlenhydrate.

Gemüseplatte mit Putenstreifen (laktosefrei)

Zutaten

- 3 EL gehobelte Mandeln
- 150 g Zuckerschoten
- 100 g Brokkoli
- 200 g Möhren
- 1 TL Margarine
- 1 mittelgroßes Putenschnitzel
- Salz und Pfeffer
- 1 EL Bratöl
- Gekörnte Gemüsebrühe
- 2 EL Mandelmus
- Tartex Biobin (Saucenbinder)

Tipp: Statt Mandelmus können Sie für die Sauce auch Cashewmus verwenden. Es enthält allerdings weniger Kalzium.

1. Die Mandelblättchen trocken anrösten, bis sie goldbraun sind.

2. Das Gemüse putzen, waschen und in 150 ml Wasser mit der Margarine bei geschlossenem Deckel dünsten.

3. Das Fleisch leicht salzen und pfeffern, in Streifen schneiden und in Öl braten.

4. Das Gemüse aus dem Topf nehmen, sobald es bissfest ist, und in einer Schüssel warm halten.

5. Für die Sauce das Gemüsewasser im Topf – wenn nötig – mit etwas Wasser auffüllen und mit gekörnter Brühe abschmecken. Das Mandelmus mit dem Schneebesen einrühren, mit Saucenbinder andicken und kurz aufkochen lassen.

6. Die Mandelblättchen über das Gemüse geben. Das Fleisch auf zwei Tellern anrichten. Dazu die Sauce reichen.

Griechischer Auflauf (laktosearm)

Zutaten

- 1 Zucchino
- 2 Tomaten
- 200 g Schafskäse
- 2 EL Olivenöl
- Salz und Pfeffer
- 1 TL Oregano

1. Den Backofen auf 200 °C (Umluft 180 °C, Gas Stufe 3–4) vorheizen.
2. Den Zucchino und die Tomaten sorgfältig waschen und in Scheiben schneiden.
3. Den Schafskäse in Würfel schneiden.
4. Eine Auflaufform mit etwas Olivenöl einfetten, das Gemüse abwechselnd hineinlegen und mit Salz und Pfeffer würzen. Die Käsewürfel darauf verteilen und mit Oregano bestreuen.
5. Das restliche Öl gleichmäßig darüber träufeln und im Ofen auf mittlerer Schiene etwa 15 Minuten backen.

Tipp: Als Beilage schmeckt dazu knuspriges Knoblauchbaguette.

Emmentaler-Rösti (laktosefrei)

Zutaten

- 500 g gekochte Kartoffeln
- 1/2 Zwiebel
- 3 EL Rapsöl
- Salz und Pfeffer
- 80 g geriebener Emmentaler
- 2 EL Schnittlauchröllchen

1. Die Kartoffeln schälen und grob raspeln.
2. Die Zwiebel fein hacken und im Öl glasig dünsten.
3. Die Kartoffelraspeln dazugeben und in der Pfanne verteilen, mit Salz und Pfeffer würzen.
4. Bei mittlerer Hitze auf jeder Seite etwa 4 Minuten braten.
5. Den Emmentaler darüber streuen und bei geschlossenem Deckel noch einmal 4 Minuten braten.
6. Mit den Schnittlauchröllchen bestreuen und servieren.

Lauch-Soufflé

Zutaten
- 1 Packung Kartoffelpüree
- 1 Stange Lauch
- Gekörnte Gemüsebrühe
- 2 Eier
- 100 g geriebener Emmentaler

1. Das Kartoffelpüree nach Packungsanleitung zubereiten.
2. Den Lauch putzen, waschen und in kleine Ringe schneiden. In wenig Gemüsebrühe bei geschlossenem Deckel bissfest dünsten.
3. Die Eier trennen und das Eiweiß zu Schnee schlagen.
4. Püree, Lauch, Eigelb und Emmentaler vermischen. Das Eiweiß vorsichtig unter die Masse heben und alles in eine gefettete Auflaufform füllen.
5. Bei 200 °C (Umluft 180 °C, Gas Stufe 3–4) etwa 20 bis 25 Minuten im Ofen goldbraun überbacken.

Auch mit anderen Gemüsesorten gelingt dieses Soufflé immer.

Parmesan-Nudeln (laktosearm)

Zutaten
- 200 g Vollkorn-Bandnudeln
- 1 TL Butter
- 100 g frisch geriebener Parmesankäse

1. Die Nudeln in reichlich Wasser »al dente« kochen und in eine angewärmte Schüssel füllen.
2. Die Butter und die Hälfte des Parmesankäses dazugeben und mischen, bis alles geschmolzen ist. Mit dem restlichen Käse bestreuen. Gleich servieren.
3. Dazu schmeckt ein großer gemischter Salat.

Tipp: Dieses kalziumreiche Gericht ist im Nu zubereitet und schmeckt auch Kindern sehr gut.

Snacks für den kleinen Hunger zwischendurch

Belasten Sie Ihren Magen nicht mit zu üppigen Mahlzeiten. Nehmen Sie lieber mehrere kleine Portionen über den Tag verteilt zu sich. Bei einem kalziumreichen Imbiss am Nachmittag müssen Sie dann auch kein schlechtes Gewissen haben.

Kräuterdip mit Rohkost

Zutaten für den Dip

- 100 g Magerquark
- 150 g Magermilch-Joghurt
- 1 EL Schnittlauchröllchen, wahlweise Petersilie
- 2 EL Mineralwasser
- 1 Knoblauchzehe
- 1 EL Sonnenblumenkerne
- Salz und Pfeffer

1. Den Quark mit dem Joghurt, den Kräutern, dem Mineralwasser und der ausgepressten Knoblauchzehe cremig rühren.
2. Die Sonnenblumenkerne in einer beschichteten Pfanne trocken anrös-

Zu dem Dip passen Möhren, Radieschen, Stangensellerie, Salatgurken, Kohlrabi oder Chicorée (vorher in Salzwasser legen!).

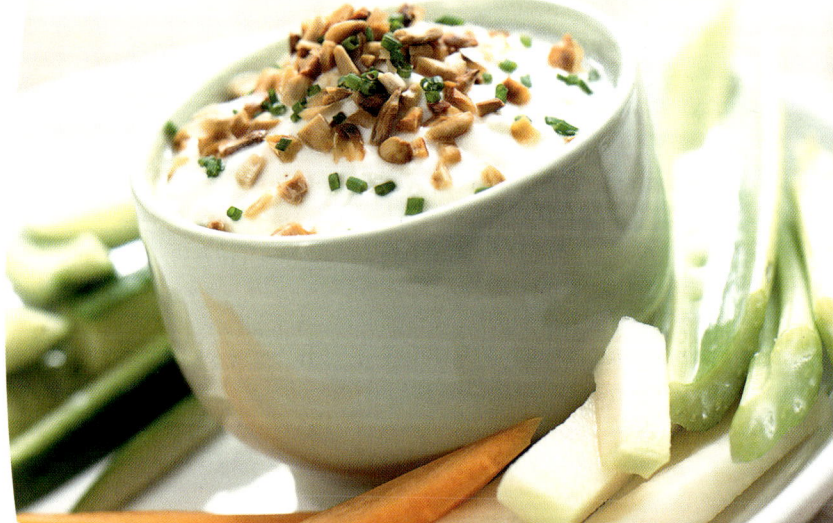

ten, grob hacken und hinzufügen.
3. Alles mit Salz und Pfeffer abschmecken.
4. Rohkost nach Wahl in Spalten schneiden und mit dem Dip auf einem großen Teller anrichten.

Käsekugeln im Pistazienmantel

Zutaten
- 1 kleine Knoblauchzehe
- 250 g Schichtkäse
- 1 EL frische Petersilie
- 1 EL frische Kresse
- 40 g gehackte Pistazienkerne

Tipp: Lassen Sie die Käsekugeln im Kühlschrank eine Weile gut durchziehen.

1. Den Knoblauch zerdrücken und mit dem Käse verrühren.
2. Die Kräuter sehr fein wiegen und untermischen.
3. Die Masse zu Kugeln formen, in den Pistazienkernen wenden.

Avocadoschiffchen mit Walnüssen

Zutaten
- 1 Avocado
- 2 TL Zitronensaft
- 100 g körniger Frischkäse
- 2 EL Schnittlauchröllchen
- Salz und Pfeffer
- 2 EL gehackte Walnüsse
- 1 Scheibe Vollkorn-Toastbrot

Variante: Anstelle von körnigem Frischkäse können Sie auch fettarmen Quark nehmen.

1. Die Avocado halbieren, den Kern entfernen, das Fruchtfleisch herauslösen und mit dem Zitronensaft kurz pürieren.
2. Den Frischkäse und den Schnittlauch einrühren, mit Salz und Pfeffer abschmecken.
3. Die Masse in die beiden Avocadoschalen füllen und mit den Walnüssen bestreuen. Den Toast in zwei Dreiecke schneiden und dazu servieren.

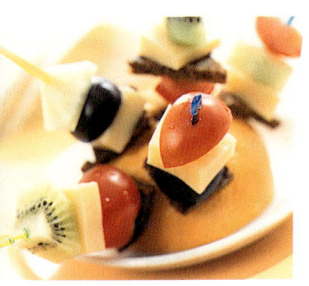

Käsespieße auf
Orange

Bunte Käsespieße (laktosefrei)

Zutaten

- 5 dunkle, kernlose Weintrauben
- 5 Kirschtomaten
- 1/2 Kiwi
- 80 g Honigmelone (ohne Schale)
- 100 g Westlight-Schnittkäse
- 1 Scheibe Pumpernickel
- 12 bunte Partyspieße
- 1/2 Orange

1. Weintrauben und Kirschtomaten waschen und halbieren.
2. Die Kiwi schälen und in Stücke schneiden, ebenso die Honigmelone, den Schnittkäse und das Brot.
3. Alle Zutaten in bunter Reihenfolge auf die Partyspieße stecken.
4. Die Orange mit der Schnittseite nach unten auf einen dekorativen Teller legen und die Käsespieße darauf stecken.

Diese vitamin- und kalziumreiche Abwechslung macht Müttern und ihren Kindern Freude – auch während der gemeinsamen Zubereitung. Von der Orange gibt's dann später noch einen köstlichen Schluck Saft.

Amarant-Leckerli (laktosefrei)

Zutaten

- 4 TL Honig
- 1 EL Margarine (laktosefrei)
- 20 g gepoppter Amarant
- 1 EL Sonnenblumenkerne
- 1 EL Sultaninen

1. Honig und Margarine unter ständigem Rühren bei mittlerer Hitze etwa 3 Minuten lang aufkochen, bis die Masse leicht braun wird.
2. Amarant vorsichtig untermischen, die übrigen Zutaten beifügen.
3. Die Masse auf einen großen Teller geben und mit einem Esslöffel zusammenpressen.
4. Etwas abkühlen lassen und in Stücke schneiden.

Kalziumreiche **Powerdrinks**

Milch ist der Kalziumlieferant Nummer 1 für die Powerdrinks. In Geträn-kemärkten können Sie außerdem Säfte und Mineralwässer (siehe auch Seite 20) finden, die mit Kalzium angereichert sind. Nutzen Sie diese, um vitaminreiche Getränke herzustellen, die lecker schmecken und gleich-zeitig Kraftfutter für Ihre Knochen sind. Lassen Sie beim Mixen ruhig auch Ihre Fantasie spielen!

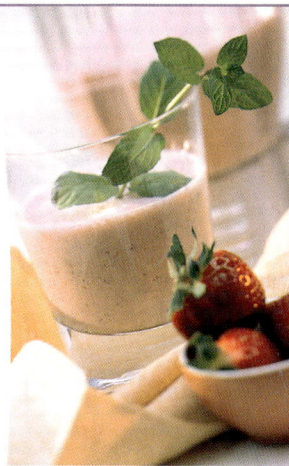

Fruchtige Milchbombe

Fruchtige Milchbombe

Zutaten
- 6 große, frische Erdbeeren
- 300 ml kalte, fettarme Milch
- Ahornsirup oder Vanillinzucker nach Geschmack

1. Alle Zutaten im Mixer pürieren. In zwei hohe Gläser füllen und mit dicken Trinkhalmen servieren.
2. Gut gekühlt trinken.

Dieses Milchmixgetränk schmeckt auch lecker mit Heidelbeeren oder Bananen.

Saurer Hannes

Zutaten
- 300 ml Apfelsaft (z. B. »Punica Apfel plus Calcium«)
- 150 g Magermilch-Joghurt
- 2 TL Honig oder Ahornsirup
- 2 Spritzer Zitronensaft

Alles im Mixer gut verquirlen und auf zwei Longdrinkgläser verteilen.

Wolfis Pausendrink

Zutaten
- 300 ml Mehrfruchtsaftgetränk (z. B. »Wolfra Pausendrink«)
- 100 g Magermilch-Joghurt
- 50 bis 100 ml kalziumreiches Mineralwasser (siehe Seite 20)

Saft und Joghurt verquirlen, das Mineralwasser dazugeben.

Dieser kalziumreiche Erfrischungstrunk schmeckt auch Kindern. Packen Sie ihn gut gekühlt in den Schulranzen für die Pause.

Sesam-Aprikosen-Shake

Zutaten
- 6 getrocknete (ungeschwefelte) Aprikosen
- 400 ml entrahmte Milch
- 1 EL Sesamsamen

Alle Zutaten im Mixer gründlich pürieren, auf zwei Gläser verteilen und kühl trinken.

Kiwi-Kefir

Kefir enthält Laktat, ein Abbauprodukt des Milchzuckers, das die Aufnahme von Kalzium fördert.

Zutaten
- 400 ml Kefir
- 2 TL Zitronensaft
- 2 TL Zucker
- 2 reife Kiwis, davon 2 Scheiben zum Dekorieren

Alle Zutaten im Mixer pürieren. Auf zwei hohe Gläser verteilen, mit je einer Kiwi-Scheibe garnieren.

Dieser fruchtige Drink stärkt nicht nur die Knochen, sondern auch das Immunsystem. Er enthält neben Kalzium reichlich Vitamin C!

Tomatenjuice mit Pep

Zutaten
- 200 g Dickmilch
- 1 EL frische Basilikumblätter
- 1 EL frischer Kerbel
- 300 ml Tomatensaft
- Schwarzer Pfeffer
- Tabasco

1. Die Dickmilch mit den gewaschenen Kräutern pürieren.
2. Den Tomatensaft dazu mixen und mit Pfeffer und Tabasco würzen.

Südsee-Zauber

Zutaten
- 1 frische Orange
- 350 ml frische Buttermilch
- 1 EL Honig oder Ahornsirup
- 2 EL Vollfrucht Mango ungesüßt (Reformhaus)
- 4 Eiswürfel

Dieser Trunk mit Kalzium und viel Vitamin C bringt Power für die Knochen und das Immunsystem.

1. Die Orange auspressen und mit den restlichen Zutaten gut mixen.
2. Die Eiswürfel in zwei Gläser geben, mit der Flüssigkeit auffülllen.

Melonen-Sommertrunk

Zutaten
- 150 g Honigmelone (Fruchtfleisch)
- 250 ml Kefir (fettarm)
- 1 TL Zitronensaft
- 1–2 TL Honig
- 100 ml spritziges Mineralwasser

1. Das Melonen-Fruchtfleisch mit dem Kefir, dem Zitronensaft und dem Honig pürieren.
2. Das Mineralwasser unterrühren und den Drink in zwei hohe Gläser füllen. An jeden Glasrand ein Stückchen Melone stecken.

Mandel-Soja-Drink (laktosefrei)

Dieses Getränk ist zwar gehaltvoll, aber eine echte Kalzium-Bombe! Wer von Laktoseintoleranz geplagt ist, findet hier eine schmackhafte Alternative zum Milchshake.

Zutaten
- 400 ml Soja-Drink mit Kalzium (Reformhaus)
- 2 EL Mandelmus
- 1 EL Ahornsirup

Alles mit dem Pürierstab verquirlen und in zwei hohe Gläser füllen.

Hawaiian Love (laktosefrei)

Zutaten
- 3 Scheiben frische Ananas
- 2 EL Kokossirup
- 300 ml Orangensaft (z. B. »Hohes C mit Calcium«)
- 4 Eiswürfel

1. Ananas und Kokossirup fein pürieren, mit dem Saft vermischen.
2. In zwei Longdrinkgläser jeweils zwei Eiswürfel geben, mit der Flüssigkeit auffüllen und mit bunten Trinkhalmen servieren.

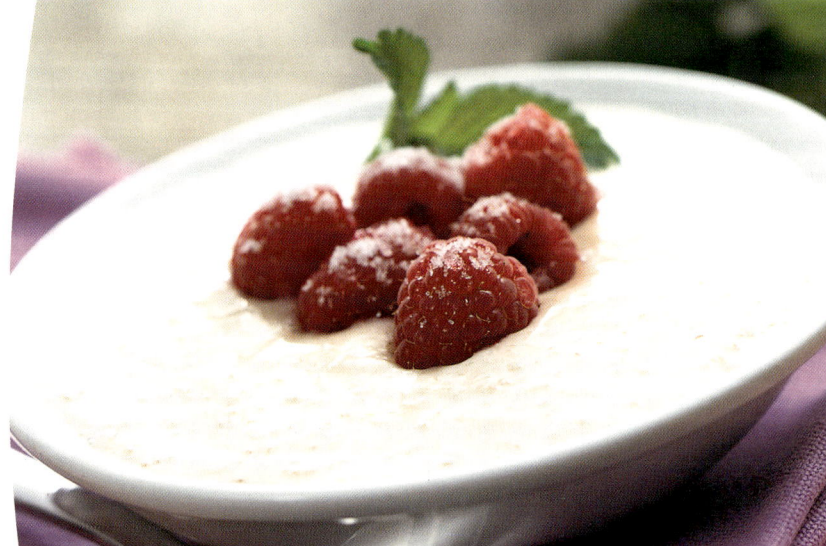

Himbeeren im Bananenschaum

Süße Köstlichkeiten

Wenn zuckrige Gaumenfreuden auch noch die Gesundheit fördern, macht Naschen doppelt Spaß. Leckermäuler dürfen sich also freuen: Denn gerade die Kombination von gesunden Milchprodukten und vitaminreichen Früchten fördert die Kalziumverwertung und sorgt für starke Knochen.

Himbeeren im Bananenschaum (Foto Seite 64)

Zutaten
- 200 g frische Himbeeren
- Zucker
- 2 kleine Bananen
- 1/2 Päckchen Vanillinzucker
- 150 g Magermilch-Joghurt

1. Die Himbeeren leicht zuckern.
2. Die Bananen und den Vanillinzucker mit dem Handrührgerät schaumig schlagen und den Joghurt hinzufügen.
3. Bananenschaum mit den Himbeeren auf zwei große Teller verteilen.

Orangenjoghurt mit Fruchtstücken

Zutaten
- 300 g Joghurt (1,5 % Fett)
- 100 g magerer Frischkäse
- 1 1/2 Orangen
- 2 EL Ahornsirup
- frische Minze zum Garnieren

Ahornsirup, auch Maple Sirup genannt, ist ein süßer Luxus, der die Mineralstoffe Kalium und Kalzium enthält.

1. Joghurt und Frischkäse cremig rühren.
2. Die halbe Orange auspressen, die ganze schälen und in Stücke schneiden. Saft, Fruchtfleisch und Sirup unter die Joghurtmasse rühren.
3. Alles in zwei Schälchen füllen und mit frischer Minze garnieren.

Pflaumen-Quark-Auflauf

Zutaten

- 50 g Margarine
- 50 g Zucker
- 1 Päckchen Vanillinzucker
- 1 TL Zitronensaft
- 1 Ei
- 200 g Magerquark

- 2 EL Dickmilch
- 2 EL Kartoffelmehl
- 60 g Weizengries
- 1/2 TL Backpulver
- 250 g frische Pflaumen

Tipp: Sie können den Auflauf warm oder kalt essen und dazu eine Vanillesauce reichen. Er schmeckt übrigens auch zum Frühstück.

1. Den Backofen auf 200 °C (Umluft 180 °C, Gas Stufe 3–4) vorheizen.
2. Margarine, Zucker, Vanillinzucker, Zitronensaft und das Ei schaumig rühren.
3. Den Quark und die Dickmilch dazugeben.
4. Kartoffelmehl, Gries und Backpulver mischen und beifügen.
5. Die Pflaumen waschen, entsteinen und halbieren.
6. In eine kleine gefettete Auflaufform die Hälfte des Teiges füllen, die Pflaumen darauf legen und mit dem Rest des Teiges bedecken. Margarineflöckchen darüber geben.
7. Im Ofen mit Backpapier bedeckt etwa 30 Minuten backen.

Gebratene Bananen mit Haselnusskrokant

Zutaten

- 2 mittelgroße Bananen
- 2 TL Margarine
- 2 EL gehackte Haselnüsse

- 1 TL Honig
- 200 g entrahmte Dickmilch

1. Die Bananen in der Margarine in einer Pfanne anbraten.
2. Zuerst die Nüsse, dann den Honig dazugeben und das Ganze leicht karamelisieren.
3. Die Dickmilch cremig rühren und zu den Bananen servieren.

Süßer Reisauflauf

Zutaten

- 80 g Milchreis
- 1 Prise Salz
- 400 ml entrahmte Milch
- 2 Eier
- 1 TL Zucker
- 1 Päckchen Vanillinzucker
- 1/4 TL Zimt
- 50 g getrocknete Aprikosen
- 1 EL Sultaninen
- 2 TL Margarine

1. Den Milchreis waschen, mit dem Salz in die kochende Milch geben. Bei geringer Hitze etwa 25 Minuten quellen lassen.
2. Die Eier trennen. Das Eiweiß schlagen. Das Eigelb mit Zucker und Vanillinzucker schaumig rühren. Den Zimt beifügen.
3. Die getrockneten Aprikosen klein schneiden, mit den Sultaninen unter den fertig gekochten Reis mischen. Die Eigelbmasse dazugeben, das Eiweiß unterheben.
4. Das Ganze in eine gefettete, gezuckerte Auflaufform füllen, mit Margarine-Flöckchen bestreuen und bei 200 °C (Umluft 180 °C, Gas Stufe 3–4) mit Backpapier zugedeckt etwa 15 Minuten backen.

Tipp: Variieren Sie dieses Rezept nach Geschmack z. B. mit entsteinten Sauerkirschen oder anderen Obst.

Mandeltraum

Zutaten

- 3 EL gehobelte Mandeln
- 1 TL Margarine
- 1 TL Zucker
- 1 Banane
- 1 Päckchen Vanillinzucker
- 100 g fettarmer Frischkäse
- 150 g Magermilch-Joghurt
- 2 EL Mandelkrokant

1. Die Mandeln in der Margarine mit dem Zucker karamelisieren.
2. Die Banane mit dem Vanillinzucker schaumig rühren und die restlichen Zutaten vorsichtig unterheben.
3. Alles auf Schälchen verteilen und mit Mandelkrokant bestreuen.

Leichte Käsetorte

Zutaten

- 100 g Vollkorn-Zwieback
- 20 g Zucker
- 40 g Margarine
- 500 g magerer Frischkäse
- 100 g Zucker
- 1 EL Zitronensaft
- 200 g Dickmilch
- 5 Eier

1. Den Ofen auf 150 °C (Gas Stufe 1) vorheizen.
2. Den Zwieback ganz fein zerstampfen, mit Zucker und Margarine vermischen. So lange zwischen den Handflächen zerdrücken, bis sich die Zutaten miteinander verbunden haben.
3. Die Zwiebackmasse mit einem Esslöffel in eine gut gefettete Springform (26 cm Durchmesser) drücken.
4. Den Frischkäse glatt rühren, erst Zucker und Zitronensaft, dann Dickmilch und Eigelb dazugeben und cremig rühren.
5. Die Eiweiße steif schlagen, langsam unter die Masse heben und vorsichtig auf den Zwiebackboden gleiten lassen.
6. Im Ofen auf der untersten Schiene 75 Minuten lang mit einem Backpapier zugedeckt mehr trocknen als backen.

Kokos-Datteln

Achten Sie beim Einkauf der Datteln nicht auf den Preis, sondern nur auf die Qualität.

Zutaten

- 10 schöne, frische Datteln
- 50 g fettarmer Frischkäse
- 1 TL Zitronensaft
- 1 EL Kokosflocken

1. 8 Datteln vorsichtig der Länge nach an einer Seite aufschneiden und den Kern entfernen.
2. Den Frischkäse mit den restlichen 2 Datteln und dem Zitronensaft pürieren.
3. Die Datteln mit der Masse füllen und mit Kokosflocken bestreuen.

Zitronenquark

Zutaten
- 250 g Magerquark
- 100 g Dickmilch
- 2 EL Zitronensaft
- 2 EL Zucker

- 1 reife Mango
- 1 EL Pistazienkerne
- 2 kleine Zweige Zitronenmelisse

Mangos enthalten sehr viele Karotinoide; diese tragen dazu bei, dass die Zellen im Körper gesund und funktionsfähig bleiben.

1. Magerquark, Dickmilch, Zitronensaft und Zucker glatt rühren.
2. Die Mango schälen und in Spalten schneiden.
3. Die Pistazienkerne grob hacken.
4. Den Quark mit den Pistazien bestreuen.
5. Die Mango-Schiffchen herumlegen und das Ganze mit Zitronenmelisse dekorieren.

Vanillepudding mit Erdbeermus

Zutaten
- 1/4 l entrahmte Milch
- 1 Päckchen Puddingpulver (Vanille)
- 2 EL Zucker

- 2 Msp. gemahlene Bourbon-Vanille
- 200 g fettarmer Frischkäse
- 200 g Erdbeeren
- 1/2 Päckchen Vanillinzucker

1. Die Milch aufkochen, das Puddingpulver einrühren, bis die Masse dicklich wird.
2. Den Zucker und die Bourbon-Vanille dazu geben.
3. Den Frischkäse beifügen und unter ständigem Rühren nochmals kurz aufkochen. In eine kalte Puddingform füllen, abkühlen lassen und stürzen.
4. Die Erdbeeren mit dem Vanillinzucker pürieren und über den Pudding geben.

Große Kalzium- und Vitalstofftabelle

Lebensmittel (je 100 ml verzehrbarer Anteil)	Kalzium (mg)	Phosphat (mg)	Laktose (g)	Vitamin D (µg)	Fette (g)	Eiweiß (g)	Energie (kcal)
Milch							
Kuhmilch (3,5 % Fett)	120	92	4,6	0,06	3,5	3,3	67
Kuhmilch (1,5 % Fett)	118	91	4,6	0,03	1,6	3,4	49
Magermilch (entrahmt)	123	97	4,8	0,00	0,1	3,5	36
Schafmilch	183	115	4,6	0,16	6,3	5,3	100
Sojamilch	13	47	0,0	0,00	1,9	2,9	32
Soja-Drink + (mit Kalzium)	120	–	0,0	0,00	2,1	3,6	36
Ziegenmilch	127	109	4,2	0,25	3,9	3,7	70
Milchprodukte							
Buttermilch	110	90	4,0	0,01	0,5	3,5	39
Crème fraîche (40 % Fett)	70	50	2,0	0,80	40,0	2,1	379
Crème fraîche (30 % Fett)	80	60	2,4	0,60	30,0	2,5	292
Dickmilch (mit Sahne)	110	90	3,7	0,23	10,0	3,1	120
Dickmilch (vollfett)	120	100	4,0	0,08	3,3	3,5	64
Dickmilch (entrahmt)	120	100	4,2	0,00	0,1	3,4	35
Frischkäse (60 % Fett)	80	135	2,6	0,56	31,5	11,3	353
Frischkäse (Exquisa, 5 % Fett)	130	204	4,0	–	5,0	13,5	115
Hüttenkäse (20 % F. i. Tr.)	80	140	2,6	0,09	4,3	12,6	102
Hüttenkäse (< 10 % F. i. Tr.)	50	170	1,4	0,05	2,0	13,6	81
Joghurt (vollfett)	120	90	3,2	0,06	3,8	3,9	73
Joghurt (fettarm)	115	90	3,3	0,03	1,5	3,6	53
Joghurt (entrahmt)	140	110	2,8	Sp	0,1	4,3	39
Kaffeesahne (10 % Fett)	100	85	4,0	0,82	10,0	3,1	118
Kefir (vollfett)	120	90	4,0	0,07	3,5	3,3	66
Kefir (fettarm)	120	100	4,0	0,03	1,5	3,4	46
Kondensmilch (10 % Fett)	320	250	12,5	0,13	10,1	8,8	183
Kondensmilch (4 % Fett)	260	220	10,8	0,08	4,0	7,5	114
Magermilchpulver	1300	1000	50,5	0,02	1,0	35,0	374
Mascarpone	60	130	3,5	0,95	47,5	4,5	460
Milchspeiseeis	148	129	5,7	0,07	4,2	4,0	153
Molke (sauer)	100	50	4,2	Sp	0,2	0,6	23

Abkürzungen: Sp = Nährstoff in Spuren enthalten; F. i. Tr. = Fettgehalt in der Trockenmasse;
– = es liegen keine Angaben vor

Lebensmittel (je 100 ml verzehrbarer Anteil)	Kalzium (mg)	Phosphat (mg)	Laktose (g)	Vitamin D (µg)	Fette (g)	Eiweiß (g)	Energie (kcal)
Milchprodukte							
Molke (süß)	60	40	5,0	Sp	0,2	0,6	24
Saure Sahne (10 % Fett)	110	90	3,3	0,20	10,0	3,0	121
Sauerrahm (Schmand, 24 % Fett)	100	80	3,4	0,48	24,0	2,7	243
Schichtkäse (10 % F. i. Tr.)	120	190	3,8	0,04	2,0	11,7	82
Schlagsahne (30 % Fett)	80	63	3,3	1,10	31,7	2,4	317
Softeis	90	170	3,1	0,05	2,2	2,2	134
Sprühsahne (30 % Fett)	90	70	3,2	0,60	30,0	2,4	312
Quark (40 % F. i. Tr.)	120	180	2,6	0,19	11,4	11,1	165
Quark (20 % F. i. Tr.)	120	165	2,7	0,09	5,1	12,5	116
Quark (mager)	120	160	3,2	Sp	0,2	13,5	76
Käse							
Appenzeller (50 % F. i. Tr.)	800	500	0,0	0,63	31,6	25,4	390
Appenzeller (20 % F. i. Tr.)	850	550	0,0	0,24	12,0	33,8	244
Brie (45 % F. i. Tr.)	350	300	0,0	0,44	21,8	21,0	281
Butterkäse (30 % F. i. Tr.)	800	500	0,0	0,31	15,4	26,3	246
Camembert (45 % F. i. Tr.)	570	350	0,0	0,28	22,3	21,0	299
Camembert (30 % F. i. Tr.)	600	540	0,0	0,17	13,5	23,5	228
Cheddar (30 % F. i. Tr.)	840	620	0,0	0,11	15,0	31,5	261
Chester (45 % F. i. Tr.)	760	500	0,0	0,58	28,8	26,6	369
Edamer (50 % F. i. Tr.)	700	500	0,0	0,60	30,0	24,0	380
Edamer (30 % F. i. Tr.)	800	570	0,0	0,32	16,2	26,4	266
Emmentaler (45 % F. i. Tr.)	1020	635	0,0	1,10	29,7	28,7	403
Esrom (45 % F. i. Tr.)	750	400	0,0	0,47	23,5	21,7	300
Gorgonzola (55 % F. i. Tr.)	530	360	0,0	0,60	31,2	19,4	376
Gouda (40 % F. i. Tr.)	800	550	0,0	0,45	22,3	24,5	303
Greyerzer (45 % F. i. Tr.)	1000	605	0,0	0,60	32,3	29,8	433
Hobelkäse (50 % F. i. Tr.)	1200	800	0,0	0,80	38,0	33,0	475
Leicester (50 % F. i. Tr.)	900	600	0,0	0,68	21,0	24,8	421
Limburger (20 % F. i. Tr.)	510	285	0,0	0,15	8,6	26,4	196
Maasdamer (45 % F. i. Tr.)	750	500	0,0	0,55	27,6	25,9	356
Mozzarella	450	350	0,0	0,40	19,8	18,5	255
Parmesan (52 % F. i. Tr.)	1290	840	0,0	0,70	25,8	35,6	396
Provolone	880	576	0,0	0,65	28,9	26,3	383
Raclettekäse (48 % F. i. Tr.)	750	500	0,0	0,56	28,0	22,7	346
Roquefort (52 % F. i. Tr.)	660	390	0,0	0,70	30,6	21,5	378

Lebensmittel (je 100 ml verzehrbarer Anteil)	Kalzium (mg)	Phosphat (mg)	Laktose (g)	Vitamin D (µg)	Fette (g)	Eiweiß (g)	Energie (kcal)
Käse							
Schafskäse (40 % F. i. Tr.)	500	400	0,5	0,32	16,0	18,4	219
Scheiblette (20 % F. i. Tr.)	700	1200	5,0	0,22	11,0	22,0	209
Schmelzkäse (30 % F. i. Tr.)	700	1200	8,9	0,27	13,6	14,8	220
Stauferkäse (45 % F. i. Tr.)	1200	750	0,0	0,70	34,8	32,3	444
Steppenkäse (45 % F. i. Tr.)	750	500	0,0	0,58	25,4	24,1	328
Tilsiter (40 % F. i. Tr.)	800	600	0,0	0,45	22,3	25,0	303
Tilsiter (30 % F. i. Tr.)	900	600	0,0	0,32	16,0	27,4	256
Tomme de Savoie (40 % F. i. Tr.)	800	550	0,0	0,45	22,4	23,8	300
Ziegenkäse (Schnittkäse)	500	500	0,0	1,70	27,0	28,0	368

Lebensmittel (je 100 ml verzehrbarer Anteil)	Kalzium (mg)	Phosphat (mg)	Magnesium (mg)	Vitamin C (mg)	Energie (kcal)
Frischobst und Trockenfrüchte					
Ananas (frisch)	16	9	17	19	56
Apfel (m. Schale)	7	12	6	12	55
Apfel (getrocknet)	30	50	16	12	264
Aprikose (frisch)	16	21	9	9	45
Aprikose (getrocknet)	82	114	50	11	247
Avocado	10	38	30	13	228
Banane (frisch)	9	28	36	12	92
Birne (frisch)	10	15	8	5	55
Dattel (getrocknet)	21	24	21	12	107
Erdbeere (frisch)	26	29	15	64	33
Feige (getrocknet)	54	32	20	3	61
Grapefruit (frisch)	18	17	10	44	40
Hagebutte (frisch)	250	250	100	1250	91
Heidelbeere (frisch)	10	13	2	22	37
Himbeere (frisch)	40	44	30	25	36
Honigmelone	6	20	10	30	54
Johannisbeere (rot, frisch)	30	27	13	36	36
Süßkirsche (frisch)	17	20	11	15	63
Kiwi (frisch)	38	31	24	71	53
Mandarine (frisch)	33	20	11	30	46

Lebensmittel (je 100 ml verzehrbarer Anteil)	Kalzium (mg)	Phosphat (mg)	Magnesium (mg)	Vitamin C (mg)	Energie (kcal)
Frischobst und Trockenfrüchte					
Mango (frisch)	12	13	18	39	58
Olive (grün, mariniert)	96	17	20	0	142
Orange (frisch)	42	23	14	50	43
Pfirsich (frisch)	8	23	9	10	42
Pflaume (frisch)	14	18	10	5	50
Pflaume (getrocknet)	40	70	30	4	227
Rosinen	30	110	15	1	280
Sultaninen	50	95	35	1	285
Wassermelone	10	11	3	6	37
Weintraube (blau)	18	20	9	4	73
Zitrone	10	16	28	53	41

Lebensmittel (je 100 ml verzehrbarer Anteil)	Kalzium (mg)	Phosphat (mg)	Magnesium (mg)	Vitamin C (mg)	Oxalsäure (mg)	Energie (kcal)
Gemüse und Salate						
Artischocke	53	130	26	8	9	22
Aubergine	13	21	11	5	10	17
Bleichsellerie	80	50	12	7	-	15
Blumenkohl	20	54	17	75	4	22
Bohnen (grün)	57	38	25	20	45	34
Brokkoli	105	82	24	114	-	26
Chicorée	26	26	13	10	27	16
Chinakohl	40	30	11	36	-	13
Artischocke	53	130	26	8	9	22
Aubergine	13	21	11	5	10	17
Bleichsellerie	80	50	12	7	-	15
Blumenkohl	20	54	17	75	4	22
Bohnen (grün)	57	38	25	20	45	34
Brokkoli	105	82	24	114	-	26
Chicorée	26	26	13	10	27	16
Chinakohl	40	30	11	36	-	13
Eichblattsalat	37	33	11	15	0	11
Eisbergsalat	19	18	5	3	-	13

Lebensmittel (je 100 ml verzehrbarer Anteil)	Kalzium (mg)	Phosphat (mg)	Magnesium (mg)	Vitamin C (mg)	Oxalsäure (mg)	Energie (kcal)
Gemüse und Salate						
Endiviensalat	54	54	10	9	3	10
Feldsalat	35	49	13	35	0	15
Fenchel	100	51	30	93	5	23
Grünkohl	210	87	31	105	7	36
Gurke	15	23	8	8	0	12
Kartoffel (jung)	6	34	14	30	-	70
Knoblauch	38	134	25	14	-	137
Knollensellerie	70	80	10	8	7	18
Kohlrabi	70	50	45	64	3	24
Kopfsalat	37	33	11	13	0	11
Lauch (Porree)	87	46	18	30	0	24
Löwenzahnblätter	155	70	35	30	25	52
Mangold	103	39	70	39	650	13
Meerrettich	110	65	32	114	-	63
Möhre	35	25	10	4	5	30
Paprika (grün)	10	29	12	139	16	20
Paprika (rot)	8	29	14	140	16	32
Pastinake	40	74	23	17	-	64
Portulak	95	35	150	22	400	26
Radieschen	35	26	8	29	0	14
Rettich	33	30	15	27	0	13
Rhabarber	52	24	13	10	450	14
Rosenkohl	31	84	22	114	6	35
Sauerkraut (abgetropft)	48	43	14	20	-	18
Schnittsalat	68	25	11	18	-	20
Spargel	21	46	20	21	0	17
Spinat	126	55	58	52	440	15
Süßkartoffel	24	50	18	23	-	87
Tomate	14	26	20	24	0	19
Wirsing	47	56	12	45	5	24
Zucchini	30	23	20	16	-	18
Zuckererbsenschote	62	53	24	35	-	68
Zuckermais	6	114	48	12	-	89
Zwiebel (roh)	31	42	11	9	5	30
Zwiebel (getrocknet)	162	243	100	42	-	215

Lebensmittel (je 100 ml verzehrbarer Anteil)	Kalzium (mg)	Phosphat (mg)	Magnesium (mg)	Vitamin C (mg)	Oxalsäure (mg)	Energie (kcal)
Frische Kräuter						
Basilikum	369	86	74	11	–	47
Brunnenkresse	170	52	15	62	–	22
Dill	230	85	28	50	–	55
Estragon	170	46	50	10	–	49
Gartenkresse	214	38	40	59	–	36
Kerbel	400	50	35	36	–	72
Majoran	350	55	60	9	–	51
Oregano	264	34	45	10	–	57
Petersilienblatt	245	128	41	166	5	25
Pfefferminze	210	75	30	30	–	43
Rosmarin	370	20	64	29	–	99
Salbei	600	33	160	2	–	119
Sauerampfer	50	70	40	50	500	17
Schnittlauch	129	75	44	47	–	27
Thymian	630	67	73	2	–	95
Zitronenmelisse	150	50	30	45	–	45

Lebensmittel (je 100 ml verzehrbarer Anteil)	Kalzium (mg)	Phosphat (mg)	Magnesium (mg)	Vitamin C (mg)	Eiweiß (g)	Energie (kcal)
Hülsenfrüchte und Sprossen						
Alfalfasprossen	32	70	27	2	4,0	24
Bambussprossen	15	53	3	7	2,5	17
Bohnensprossen	20	48	18	7	2,9	31
Bohnen (weiß)	106	430	132	3	21,3	300
Erbsen (reif)	50	378	116	2	22,0	342
Kichererbsen	110	430	108	4	19,8	314
Kidneybohnen (reif)	100	410	150	4	22,1	266
Linsen (reif)	74	412	77	2	23,5	325
Mungbohnen (reif)	170	378	120	1	24,0	303
Sojabohnen (reif)	240	660	250	1	35,9	370
Sojasprossen	42	58	15	16	5,3	58
Tofu (Sojaquark)	510	95	23	0	8,1	73

Lebensmittel (je 100 ml verzehrbarer Anteil)	Kalzium (mg)	Phosphat (mg)	Magnesium (mg)	Vitamin C (mg)	Fette (g)	Eiweiß (kcal)	Energie (kcal)
Nüsse und Samen							
Cashewnuss	30	370	270	0	42,2	17,5	592
Erdnuss (ohne Schale)	59	370	163	0	48,0	25,3	608
Haselnuss (ohne Schale)	226	333	156	3	61,6	12,0	672
Kokosnussraspeln	23	160	90	0	62,0	5,6	604
Leinsamen	260	660	350	0	30,9	24,4	396
Macadamianuss	47	200	100	0	77,6	7,9	748
Mandel (ohne Schale)	250	450	170	1	54,1	18,7	623
Mohnsamen	1460	850	330	0	42,2	20,2	499
Paranuss	130	670	160	1	66,8	13,6	697
Pekannuss	73	290	140	2	72,0	9,3	735
Pinienkerne	11	650	270	1	68,6	14,0	688
Pistazienkerne	136	500	158	7	51,6	17,6	621
Sesamsamen	670	720	370	0	58,0	18,2	590
Sonnenblumenkerne	100	618	420	0	49,0	22,5	605
Walnuss (ohne Schale)	87	409	129	3	62,5	14,4	680

Lebensmittel (je 100 ml verzehrbarer Anteil)	Kalzium (mg)	Phosphat (mg)	Magnesium (mg)	Fette (g)	Eiweiß (g)	Phytinsäure (g)	Energie (kcal)
Getreide und Mehle							
Amarant	214	582	308	8,8	14,6	-	365
Buchweizen (geschält)	21	254	85	1,7	9,1	1,0	341
Gerstengraupen	15	189	20	1,4	9,7	0,5	340
Haferflocken	50	380	140	7,0	12,5	0,9	375
Hirse (geschält)	25	310	170	3,9	9,8	0,7	356
Kartoffelstärke	35	7	6	0,1	0,6	0,0	335
Maisstärke	2	30	2	0,1	0,3	0,0	346
Maisgries (Polenta)	2	73	27	1,2	8,8	0,6	355
Naturreis (gekocht)	33	112	26	0,8	2,7	-	129
Roggenmehl (Type 1150)	20	200	70	1,3	8,3	1,0	321
Sojamehl (vollfett)	195	550	250	20,6	37,3	-	370
Weizenmehl (Type 405)	15	75	20	1,0	9,8	1,0	338
Weizengries	17	90	30	0,8	9,6	-	327
Weizenkeime	70	1100	250	9,2	26,6	1,5	301
Wildreis	25	325	120	2,0	7,0	-	340

Lebensmittel (je 100 ml verzehrbarer Anteil)	Kalzium (mg)	Phosphat (mg)	Magnesium (mg)	Fette (g)	Vitamin D (µg)	Eiweiß (g)	Energie (kcal)
Fette und Öle							
Butter	13	21	3	83,2	1,3	0,7	773
Butterschmalz	6	20	1	99,5	1,6	0,3	921
Distelöl (Safloröl)	0	0	0	99,5	0	0,0	925
Kokosfett	1	1	0	99,0	0	0,8	924
Lebertran	3	3	0	99,8	300	0,0	950
Margarine	10	10	1	80,0	2,5	0,2	746
Mayonnaise (80 % Fett)	18	60	20	80,0	0,5	1,5	774
Olivenöl	0	0	0	99,6	0	0,0	926
Rapsöl	0	0	0	99,0	0	0,0	921
Walnussöl	0	0	0	99,5	0	0,0	925
Weizenkeimöl	0	0	0	99,5	0	0,0	925

Lebensmittel (je 100 ml verzehrbarer Anteil)	Kalzium (mg)	Phosphat (mg)	Magnesium (mg)	Fette (g)	Vitamin D (µg)	Eiweiß (g)	Energie (kcal)
Fische, Krusten- und Weichtiere							
Aal (geräuchert)	19	250	18	28,5	22,0	17,9	350
Auster (ausgelöst)	82	155	40	1,2	8,0	9,0	70
Brasse	89	215	30	5,5	3,6	16,6	125
Fischstäbchen (frittiert)	7	85	8	9,5	0,5	13,1	210
Forelle	18	240	27	2,7	5,3	19,5	112
Hecht	20	190	25	0,9	2,7	18,4	89
Heilbutt (geräuchert)	18	300	30	17,1	20,0	17,3	239
Hering	34	250	31	17,8	31,0	18,2	249
Hummer (ausgelöst)	60	234	24	1,9	Sp	15,9	88
Kabeljau	24	185	25	0,4	1,3	17,7	82
Karpfen	50	215	30	4,8	2,7	18,0	125
Krabbe	100	200	70	1,5	0,5	18,5	105
Lachs (geräuchert)	20	250	32	5,0	12,5	25,4	145
Languste	68	215	40	1,1	0,2	17,2	91
Matjesfilet	43	200	35	22,6	23,0	16,0	285
Nordseegarnele	92	225	65	1,4	Sp	18,5	96
Renke	60	290	30	3,2	6,0	17,8	109
Sardelle	82	233	35	2,3	20,0	20,1	110
Sardine (Konserve in Öl)	330	430	50	14,0	2,5	24,0	238

Lebensmittel (je 100 ml verzehrbarer Anteil)	Kalzium (mg)	Phosphat (mg)	Magnesium (mg)	Fette (g)	Vitamin D (μg)	Eiweiß (g)	Energie (kcal)
Fische, Krusten- und Weichtiere							
Scholle	60	200	22	0,8	2,7	17,1	83
Seelachs	10	375	50	0,8	0,3	17,2	88
Sprotte (geräuchert)	17	230	15	18,4	32,0	19,4	260
Tintenfisch (paniert)	11	148	15	26,4	1,1	11,4	314
Thunfisch (Konserve in Öl)	10	295	20	20,9	4,1	23,8	303
Zander	27	195	18	0,7	1,8	19,2	90

Lebensmittel (je 100 ml verzehrbarer Anteil)	Kalzium (mg)	Phosphat (mg)	Magnesium (mg)	Fette (g)	Eisen (g)	Eiweiß (g)	Energie (kcal)
Fleisch							
Brathähnchen	10	160	20	17,5	0,7	17,6	230
Bratwurst	24	483	22	28,0	2,7	15,8	334
Entenbrust	12	200	20	4,8	2,4	19,5	122
Gänsekeule	12	230	25	7,5	2,0	22,3	173
Hase	9	220	20	3,0	2,4	21,6	116
Hackfleisch (gemischt)	20	190	30	10,0	2,4	20,0	173
Hirsch	10	250	30	5,0	5,0	21,0	143
Hühnerbrust	14	212	27	1,0	1,1	22,8	109
Kalbfleisch (mager)	13	200	25	0,8	2,1	21,3	101
Putenbrust	13	200	20	1,0	1,0	24,1	115
Rindfleisch (mager)	5	195	20	2,4	2,0	21,2	106
Schweinefleisch (mager)	5	193	26	2,4	1,5	21,8	108
Wiener Würstchen	15	372	18	26,7	1,4	14,1	313

Lebensmittel (je 100 ml verzehrbarer Anteil)	Kalzium (mg)	Phosphat (mg)	Magnesium (mg)	Fette (g)	Vitamin D (μg)	Eiweiß (g)	Energie (kcal)
Sonstige Nahrungsmittel							
Champignons	8	120	13	0,3	1,9	2,7	15
Eigelb (roh)	140	590	16	31,9	7,0	16,1	377
Kartoffelchips	37	130	56	40,1	0,0	5,9	549
Knäckebrot mit Sesam	125	330	96	5,1	0,0	10,1	338
Pumpernickel	55	145	80	0,9	0,0	6,8	204
Vollkorntoast	55	250	56	2,8	0,0	8,2	238

Register

Impressum

Die Autorin
Birgit Kaltenthaler studierte an der Universität in Erlangen Romanistik und Germanistik. Sie arbeitet als freie Journalistin und Buchautorin mit den Schwerpunkten Medizin und Naturheilkunde.

Wichtiger Hinweis
Die im Buch veröffentlichten Ratschläge wurden mit größter Sorgfalt von Verfasserin und Verlag erarbeitet und geprüft. Eine Garantie kann jedoch nicht übernommen werden. Ebenso ist eine Haftung der Verfasserin bzw. des Verlages und seiner Beauftragten für Personen-, Sach- oder Vermögensschäden ausgeschlossen.

Bildnachweis
Umschlag: Silvia Lammertz; Picture Press/Bokelberg o. Fotos: Bavaria/VCP S. 26; gettyone stone/Chris Craymer S. 2; Franz Leipold S. 3; Mauritius/age S. 24, 30/Outside Images S. 31/ Bluestone S. 33/Auli S. 39; Molkerei Müller/Jörg Sattelberger S. 17; Reihhard Tierfoto/ Hans Reinhard S. 29; Stock Food/Harry Bischof S. 16/Susie Eising S. 61; The Stock Market/ Michael Keller S. 12; alle übrigen: PhotoDisc

Tabellen: DGE S. 13; Beate und Helmut Heseker: Nährstoffe in Lebensmitteln (Umschau, Frankfurt 1993) S. 15, 34, 41, 70ff.
Haare/Make up: Tinka Luptakova
Mode: C & A

Impressum
Die Deutsche Bibliothek – CIP-Einheitsaufnahme

Ein Titeldatensatz für diese Publikation ist bei der Deutschen Bibliothek erhältlich.

Midena Verlag, München
©2001 Weltbild Ratgeber Verlage GmbH & Co.KG
Alle Rechte vorbehalten

Projektleitung und Redaktion: Franz Leipold
Herstellung: Gabriele Schnitzlein
Bildredaktion: Doris Huber
Umschlagkonzeption: H3A GmbH, München
Gesamtlayout: Hovedkvarteret, Kopenhagen; H3A GmbH und Andreas Hubert, München
Satz: H3A GmbH, München
Reproduktion: Fotolitho Longo
Printed in Italy

ISBN 3-310-00757-X

Gedruckt auf elementar chlorfrei gebleichtem Papier